以靜心安於順境、以善心處理逆境

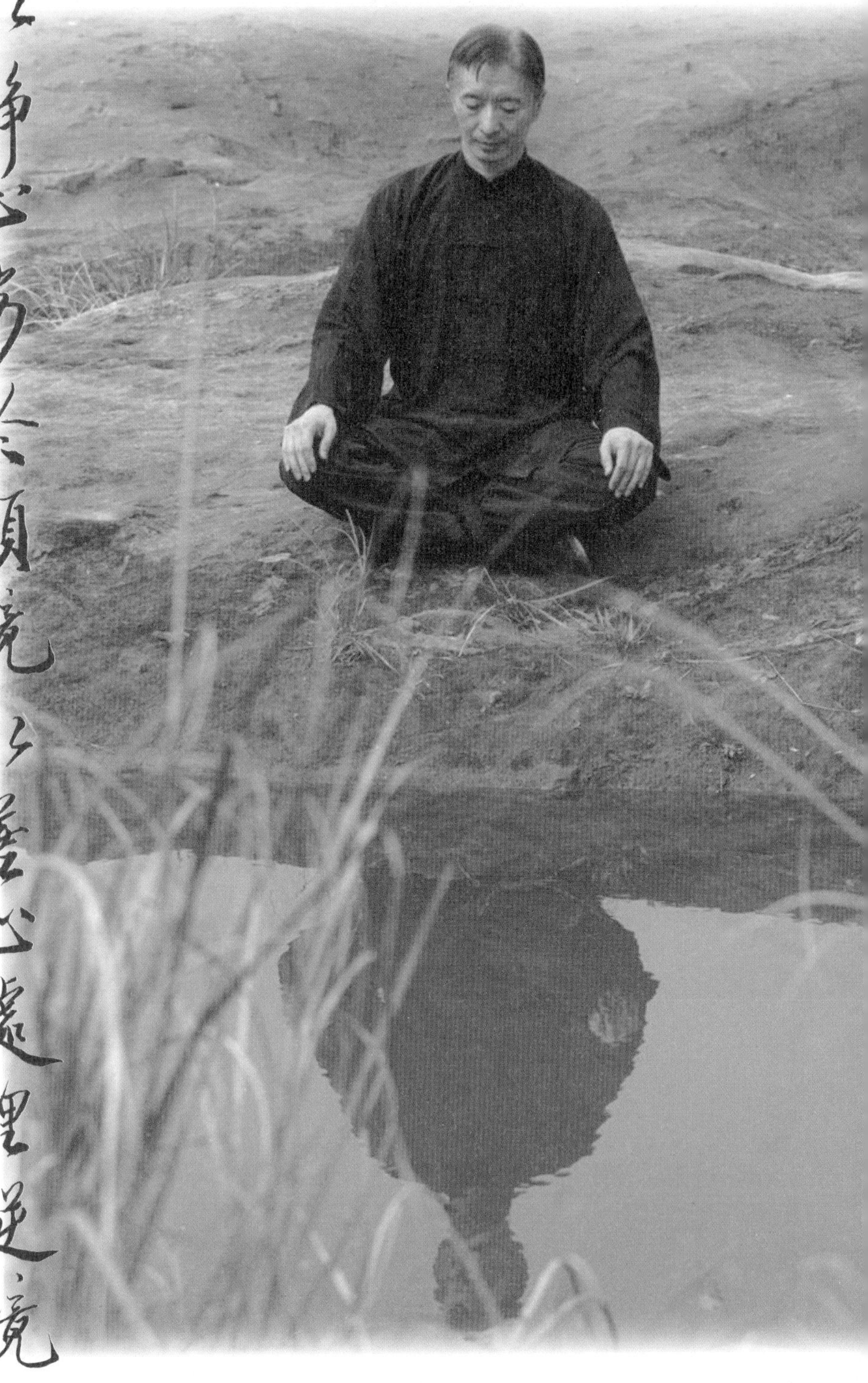

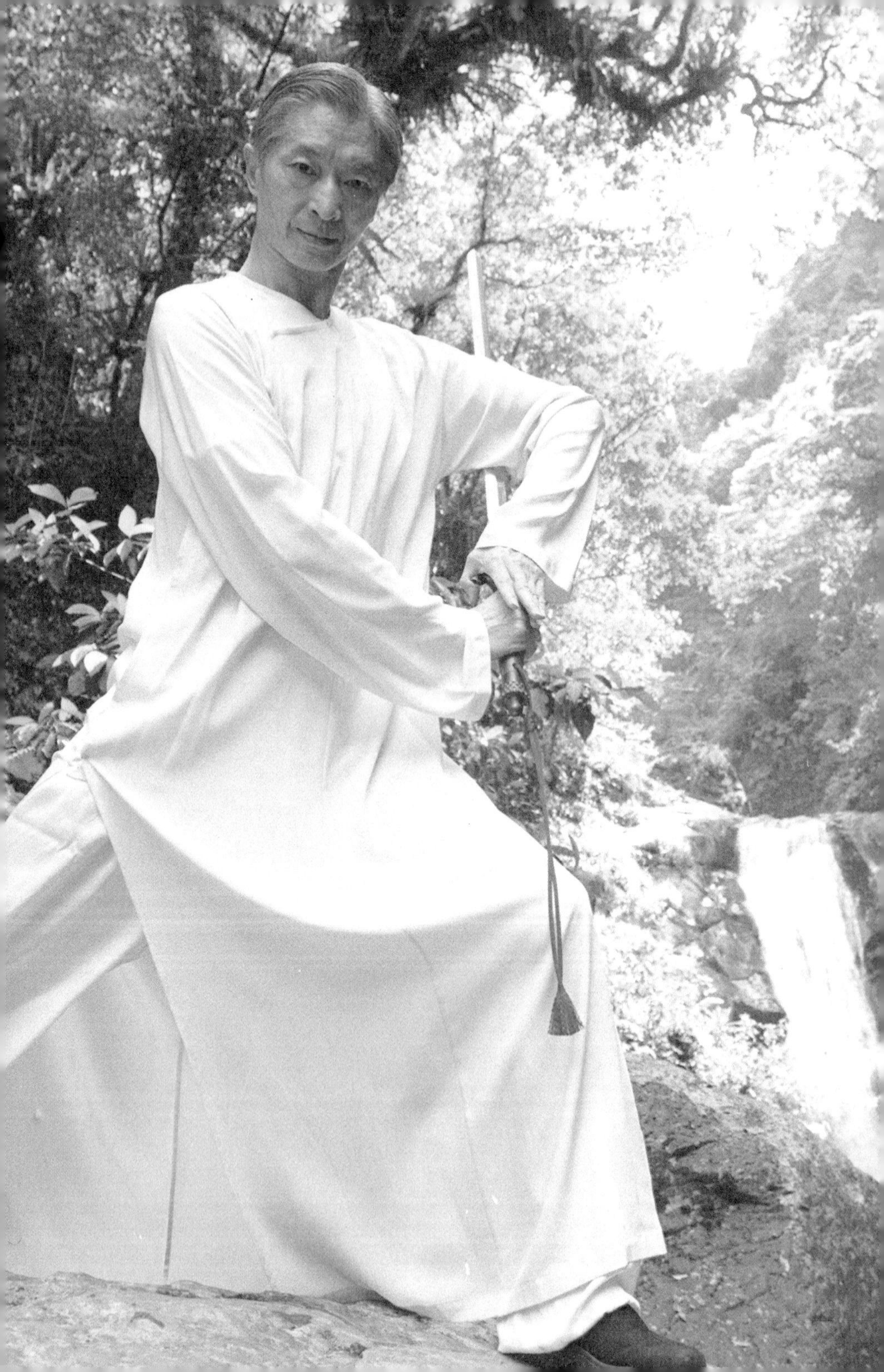

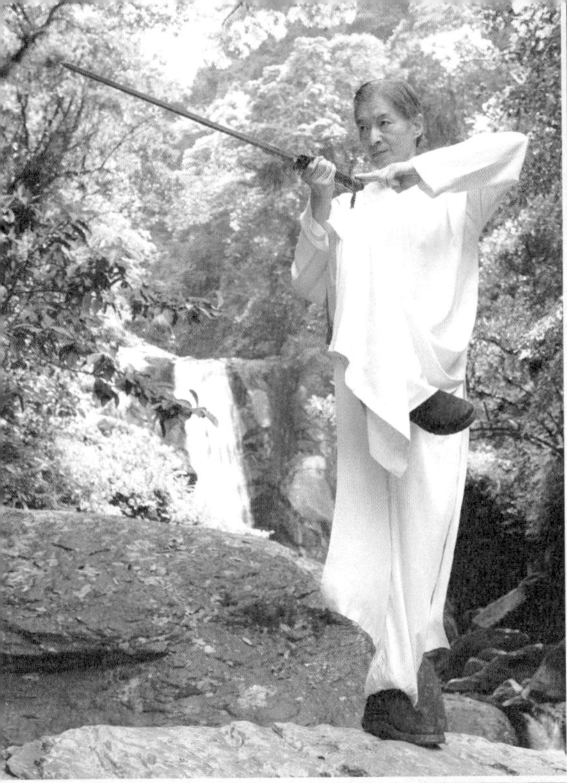
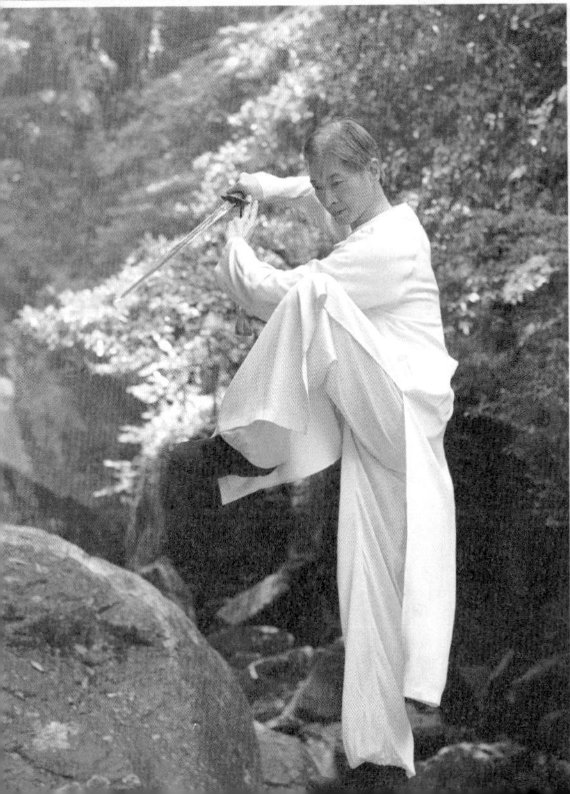
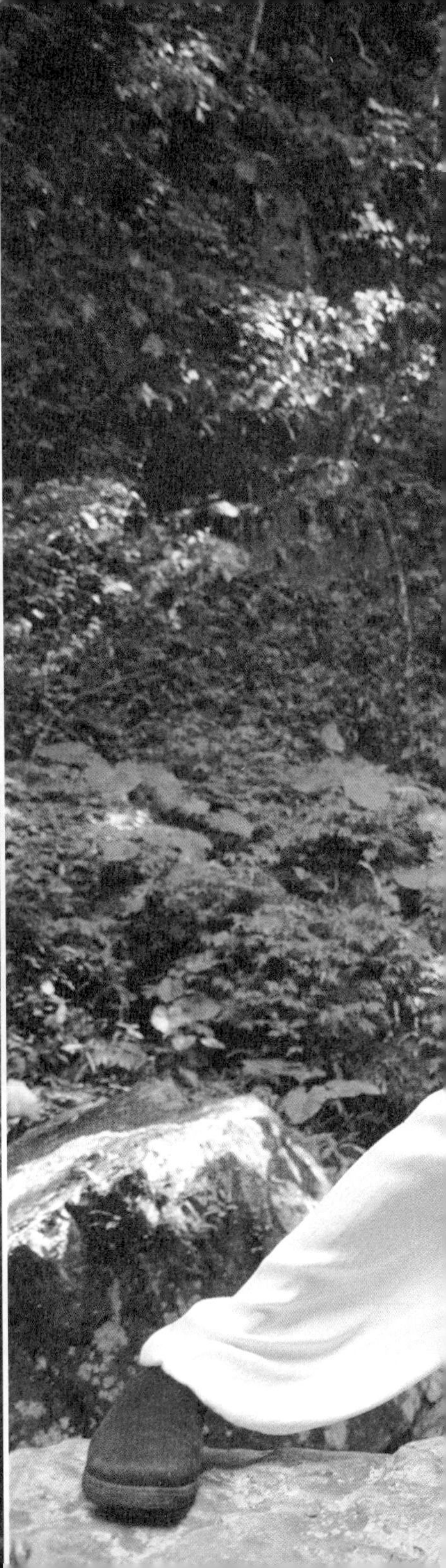

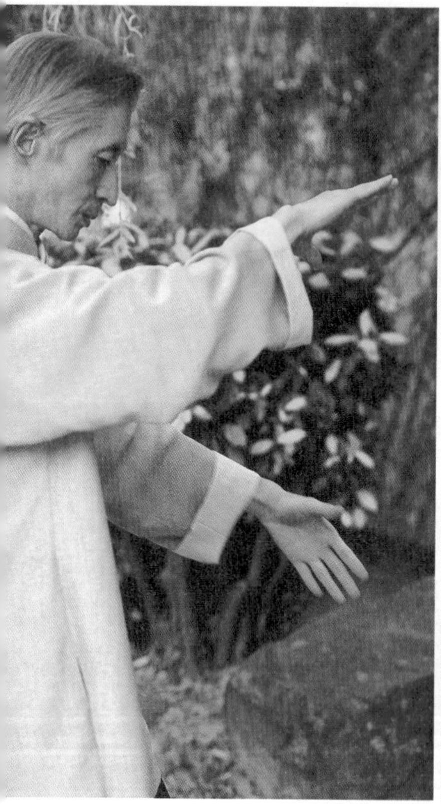
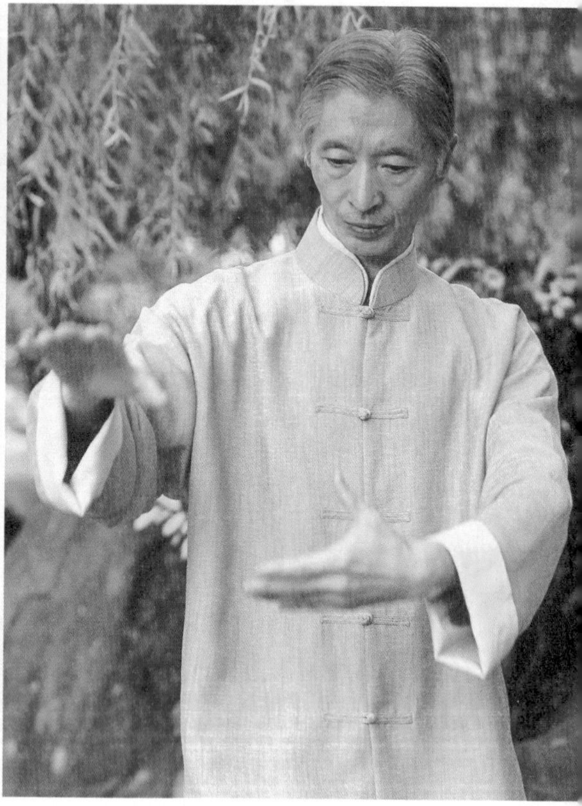

功夫是

时间磨出来的

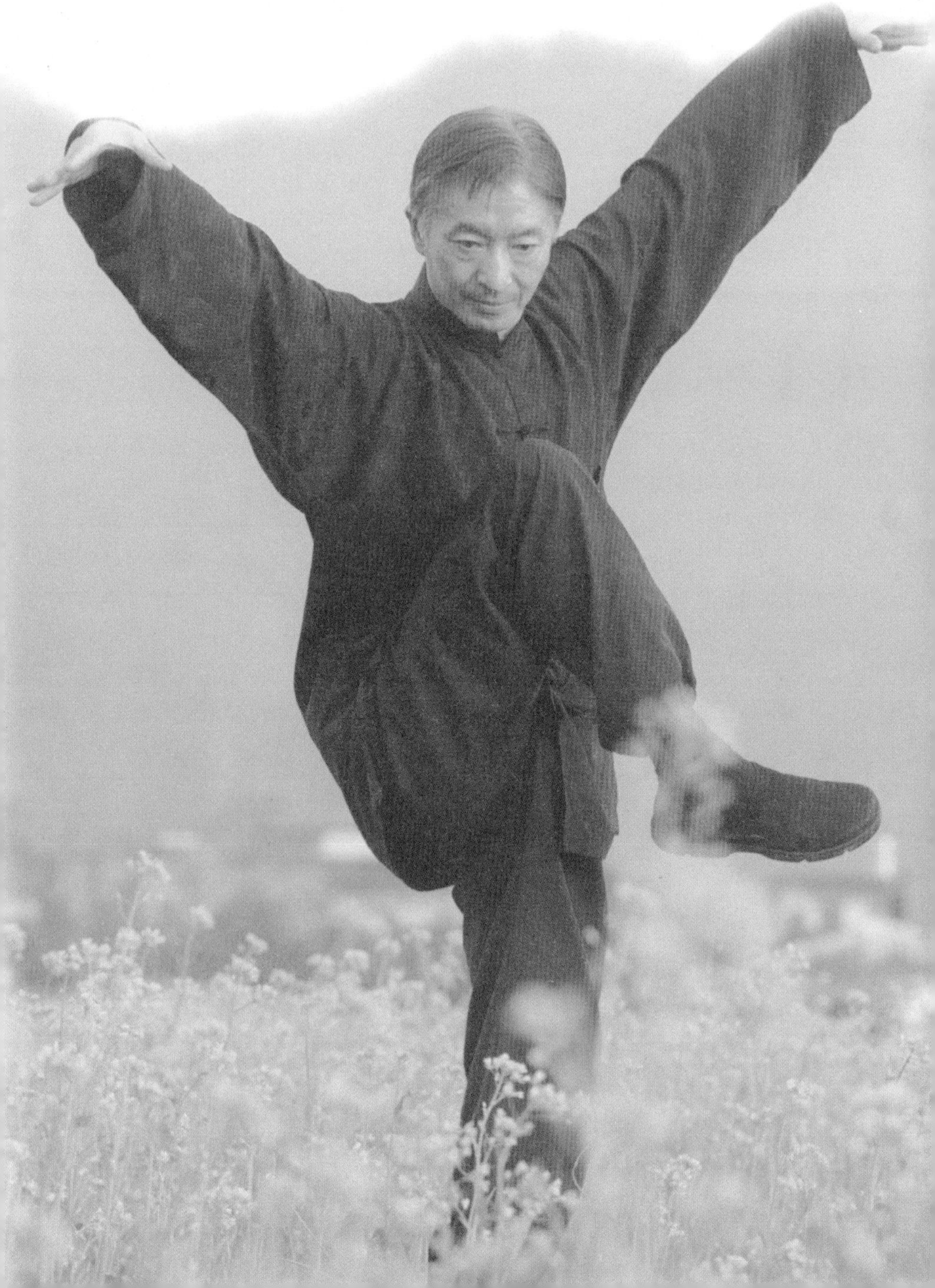

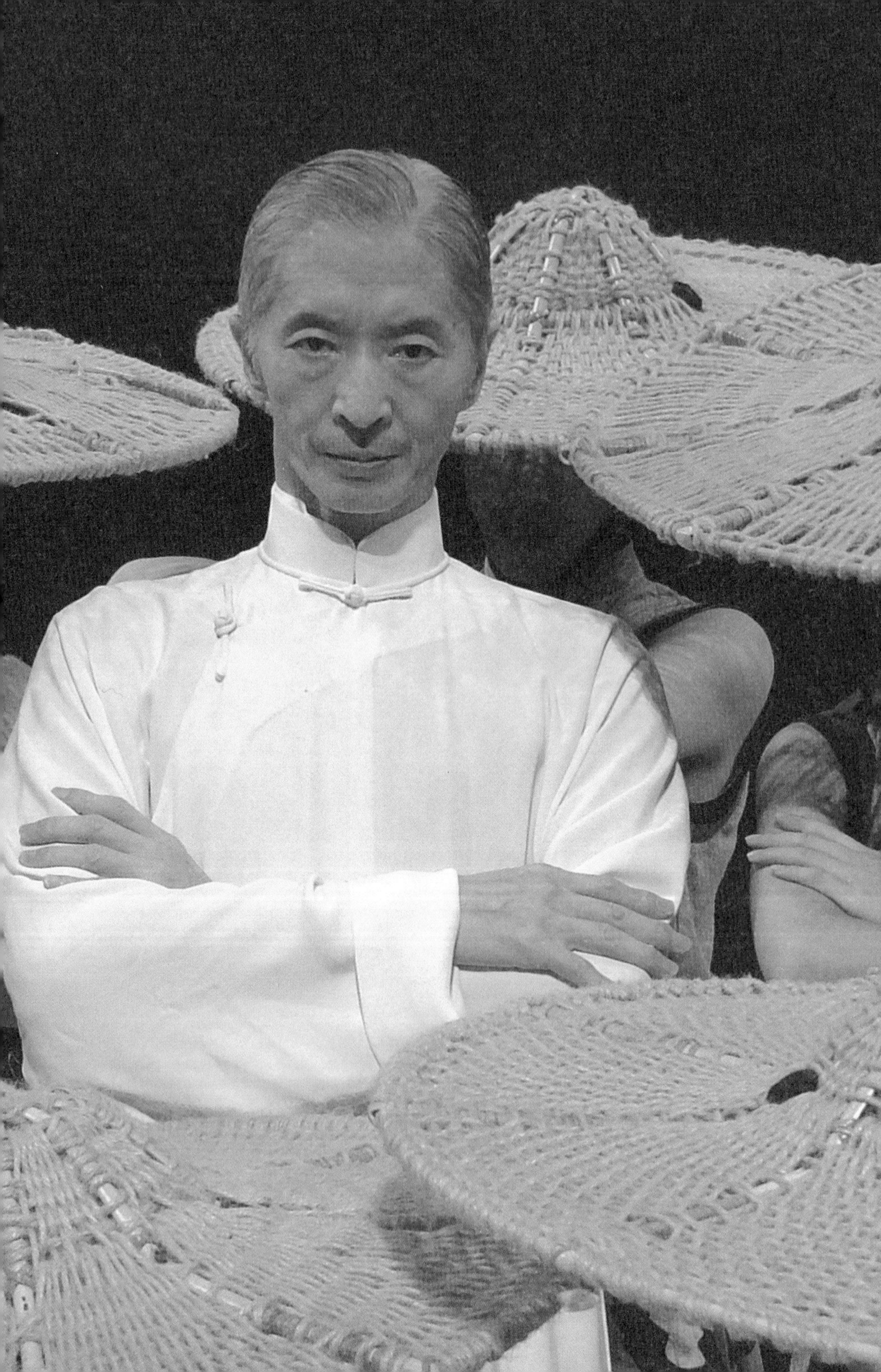

觀念正確即上路

處處得體即入道

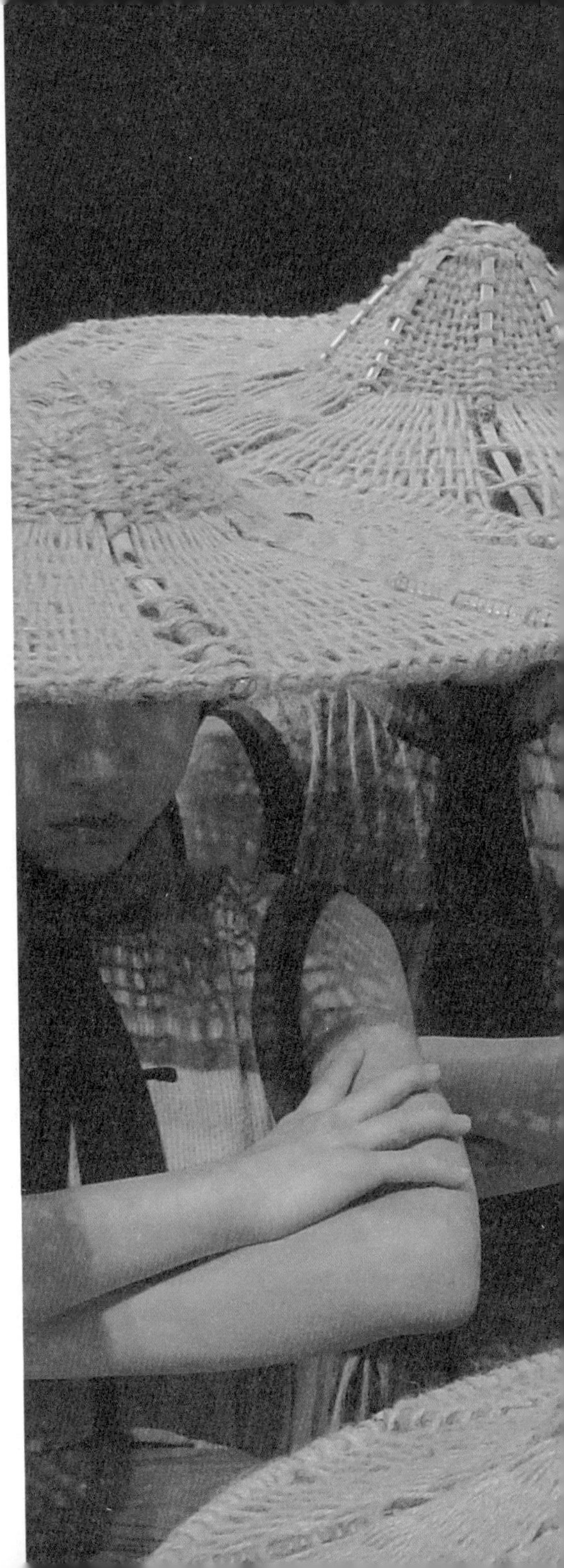

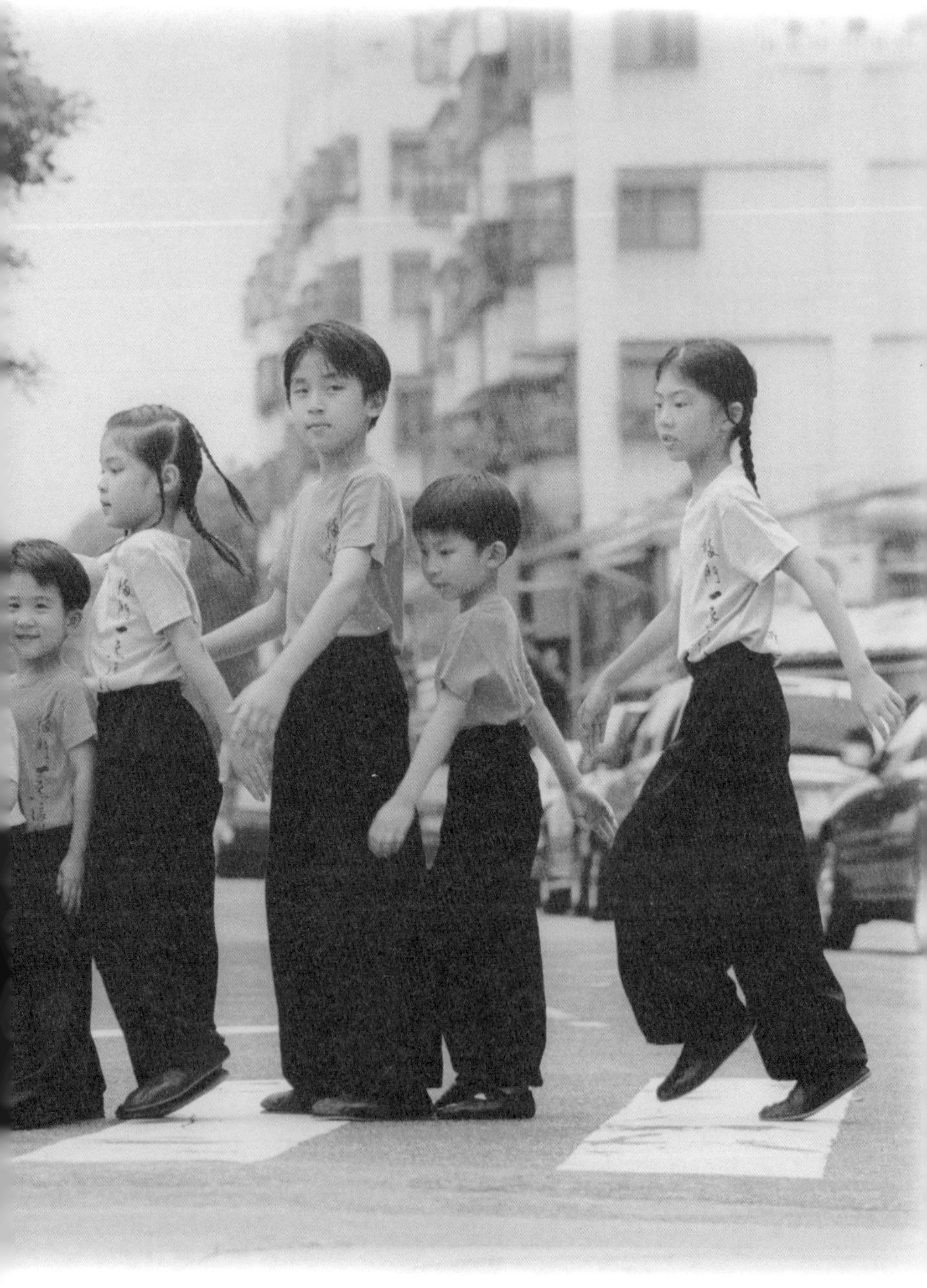

行動是最懇切的語言

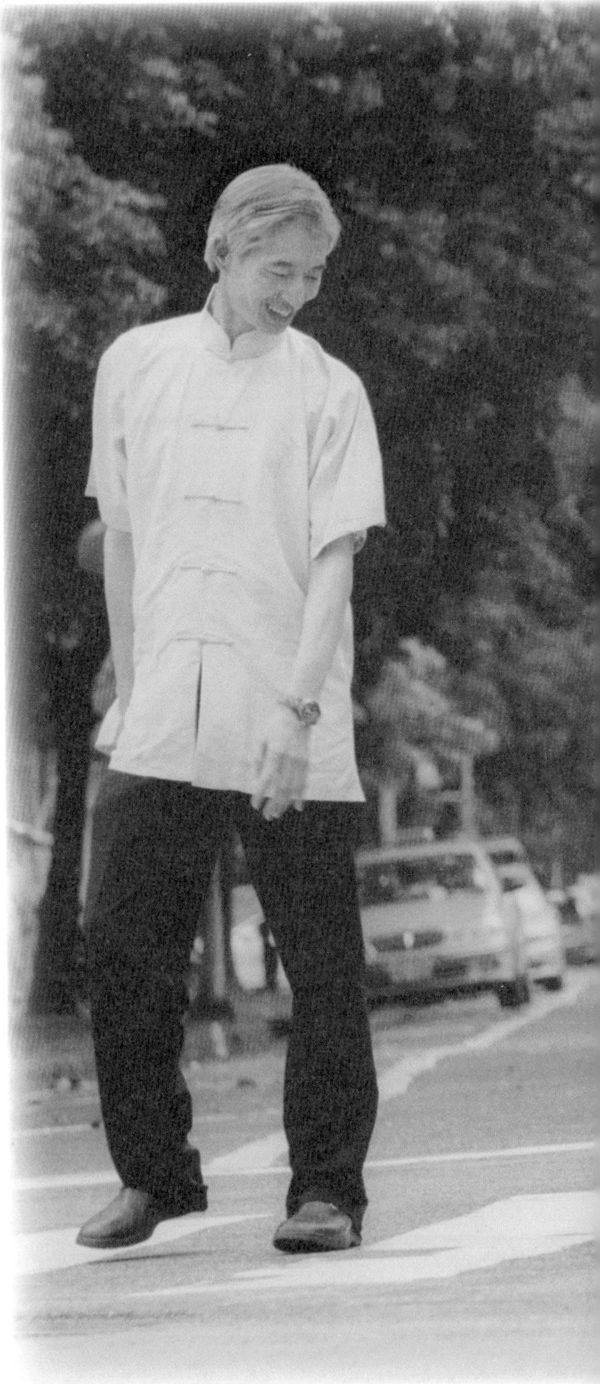

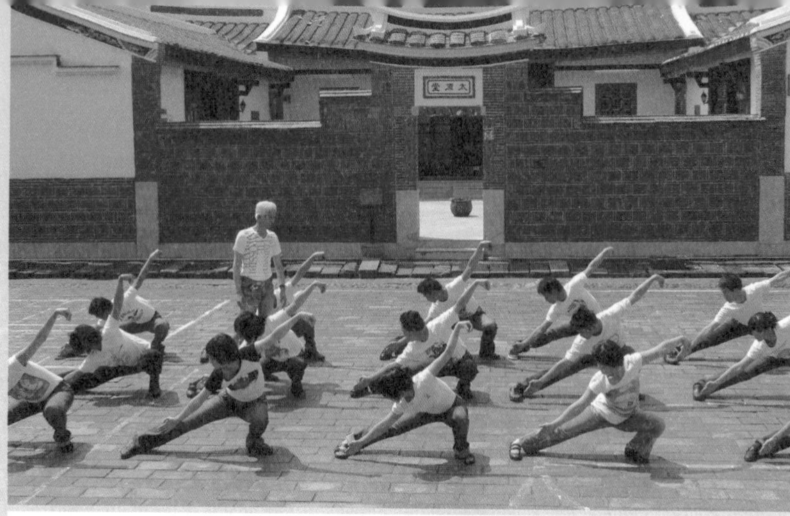

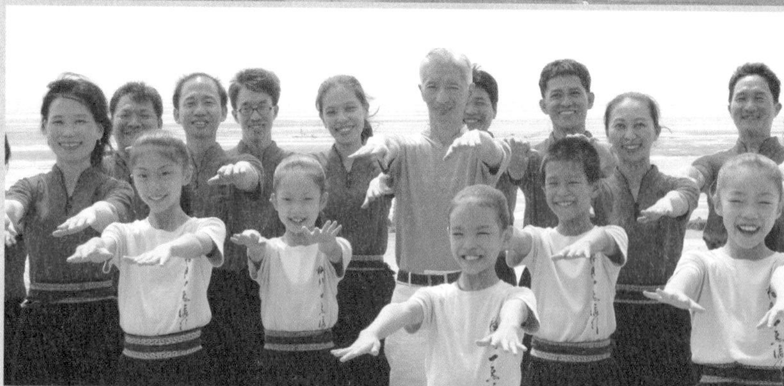

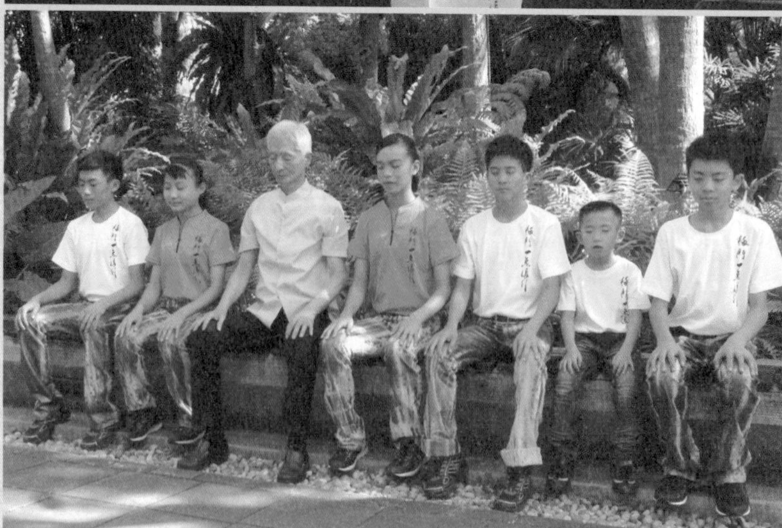

奇蹟是獻給相信的人

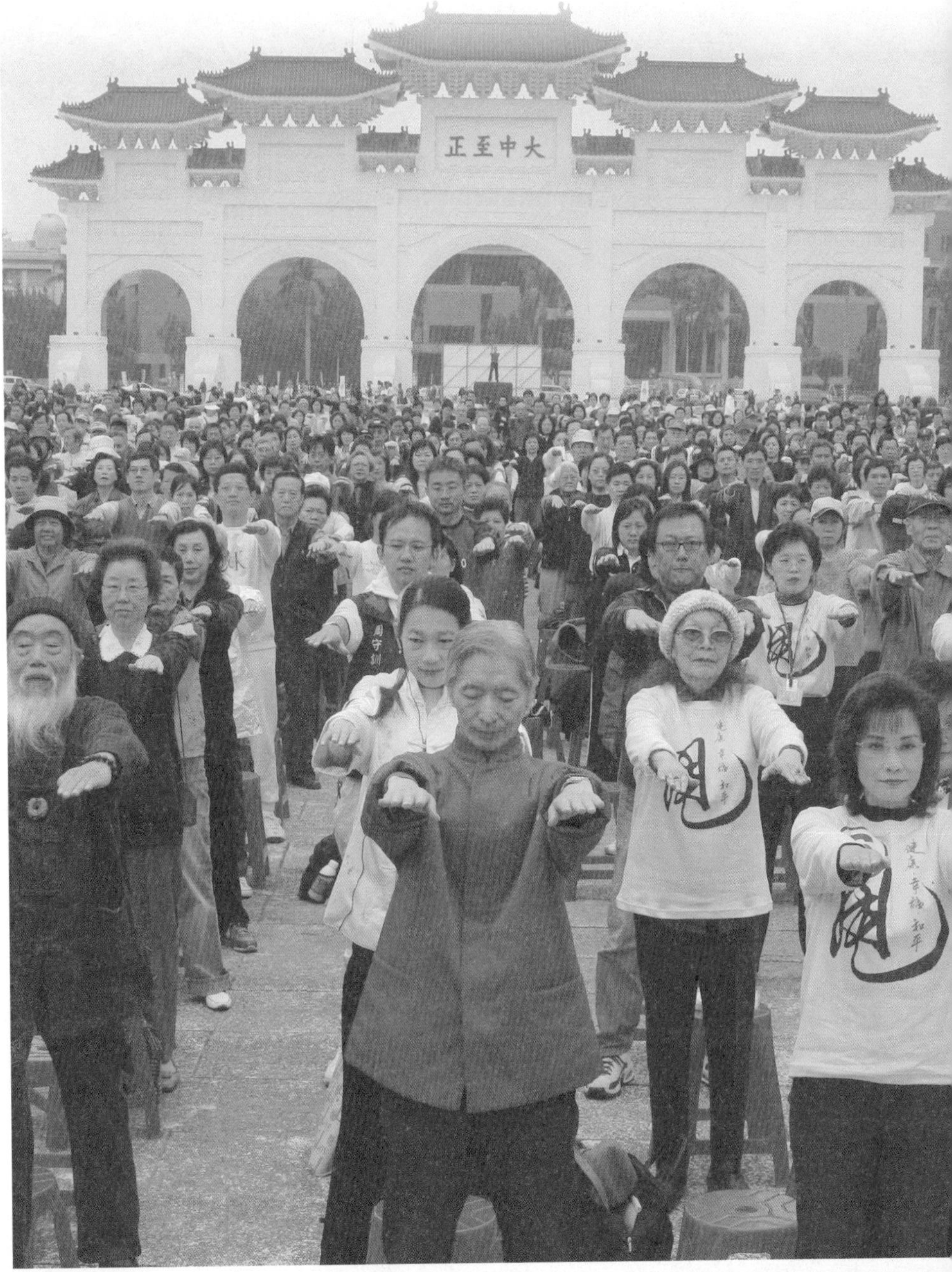

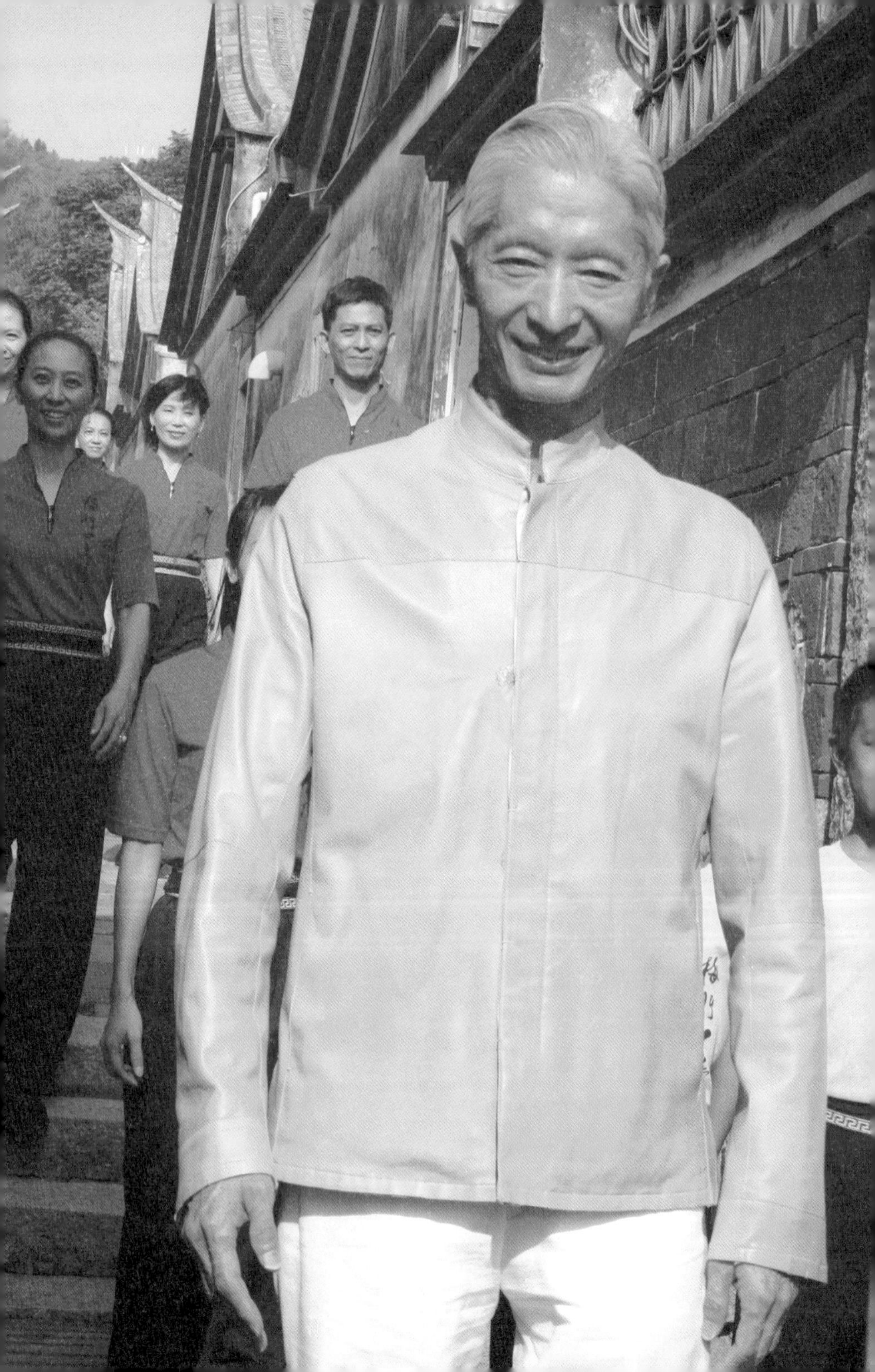

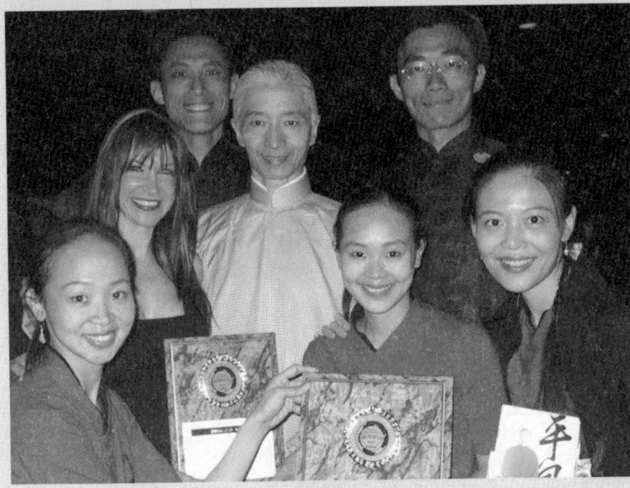

名人堂上，功夫女星羅芙洛表示要到台灣向師父學功夫，一起拍電影。

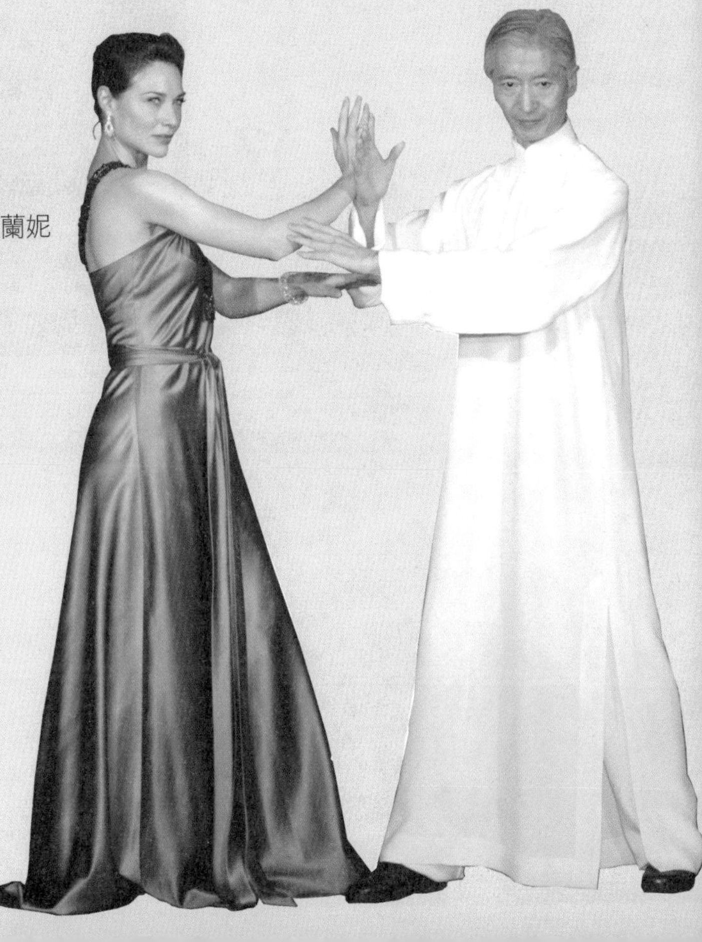

國際巨星克萊兒馥蘭妮拜師學太極。

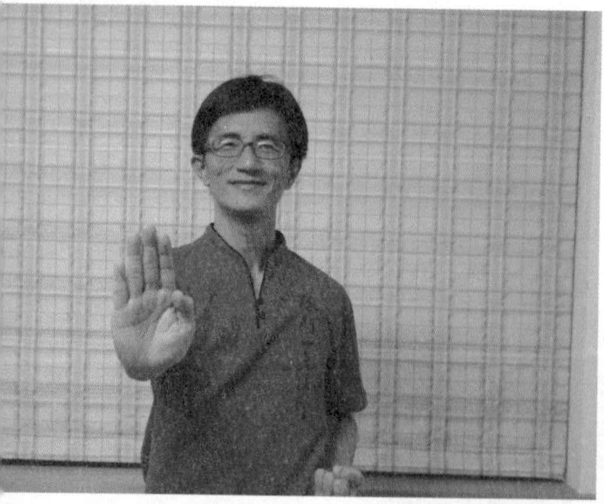

「平甩功讓我一年內甩掉了肝癌，不用花兩百萬去換肝！」

——顏文章（p. 164）

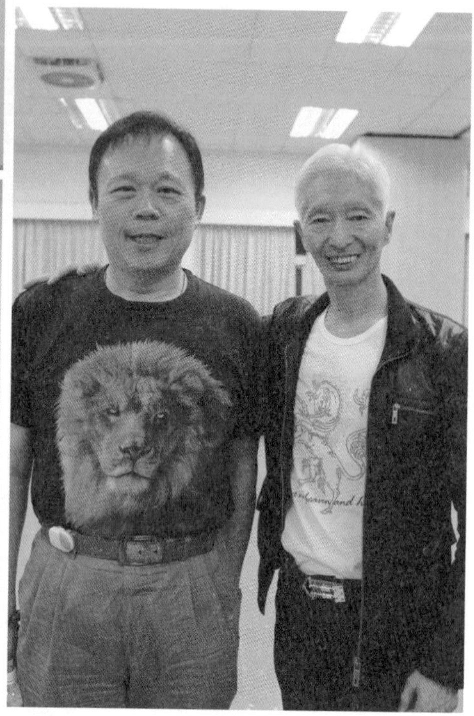

「百病叢生的我，因為練平甩而恢復健康，還意外瘦身三十多公斤！」

——鄭師誠（p. 177）

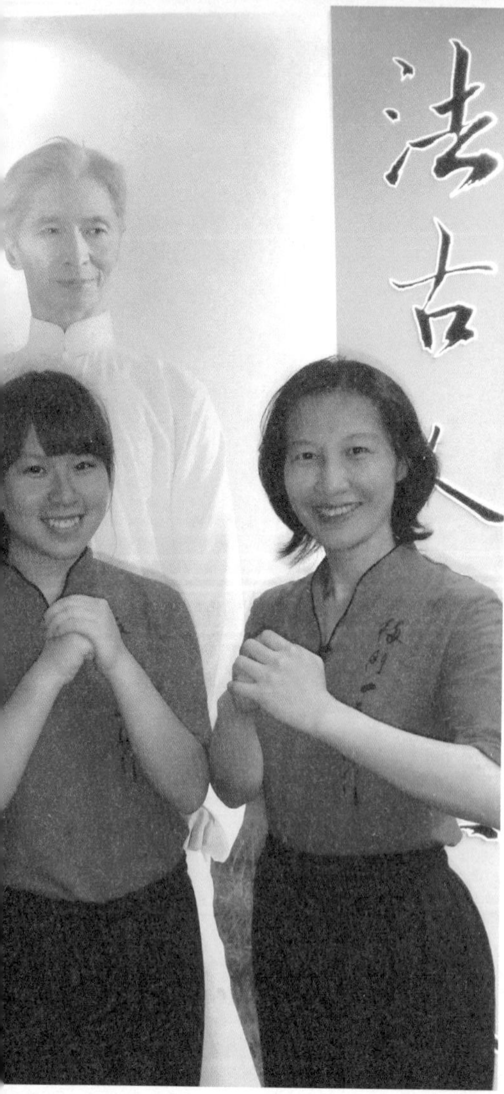

「因女兒患氣喘而接觸氣功，沒想到卻改變了自己的生命！」

——屈筱琳（p.171）

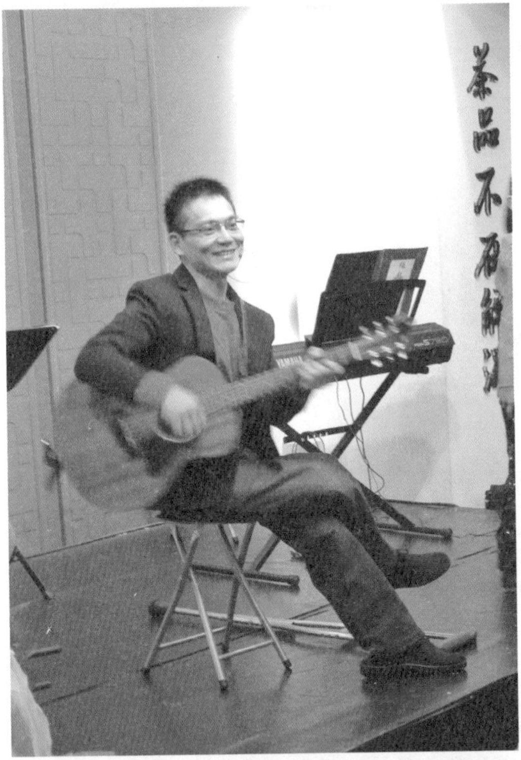

「一開始我只能坐著甩手，現在我已經能站起來甩手，再繼續練下去，相信一定有更多美妙的事情會發生！」
——上台表演中的于詠為（p.196）

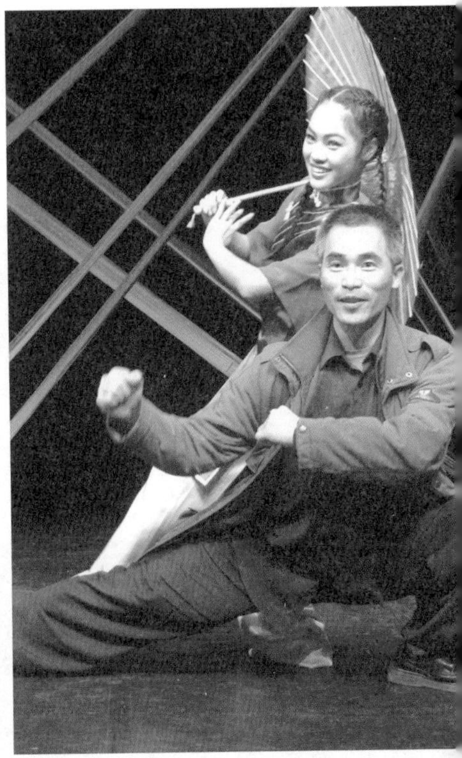

「小兒麻痺的人也能練就一身功夫，
師李鳳山師父改變了我的命運。」
——廖永豐（p.189

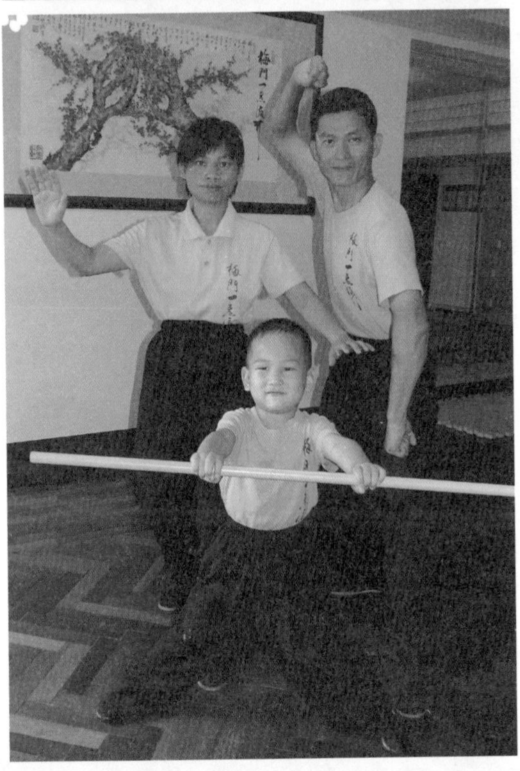

氣功是神奇的摩法術，讓久婚不孕的
生下一個健康可愛的氣功寶寶。
——麥嫣寶（p.183

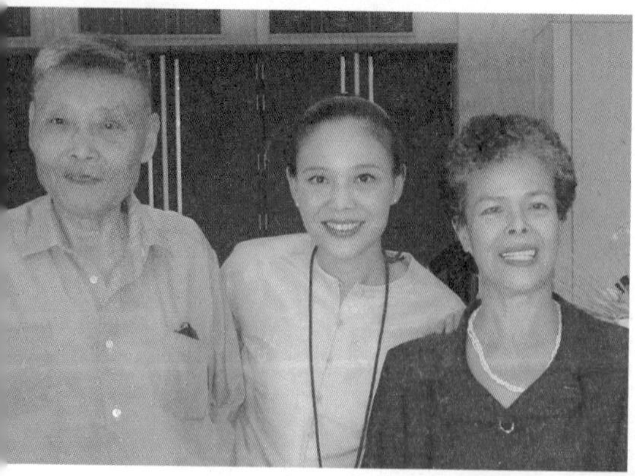

「爸爸饒維華甩掉攝護腺癌末期，媽媽饒楊海月甩出視網膜再生，這一切，證明我當初的堅持是對的！平甩功帶給我們全家人人健康、快樂、與幸福！」

——饒懷英（p.152, 158）

「在人生最絕望的時候，李鳳山師父為我開啟了一扇大門，將我從身心崩潰的邊緣拉回來，獲得重生！」——鄭明珠（照片左二，p.179）

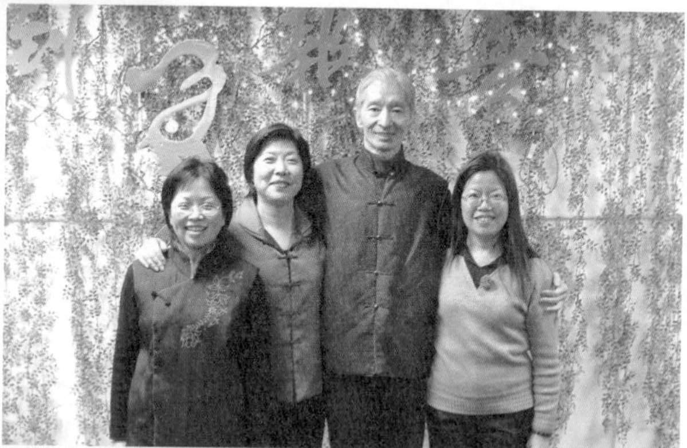

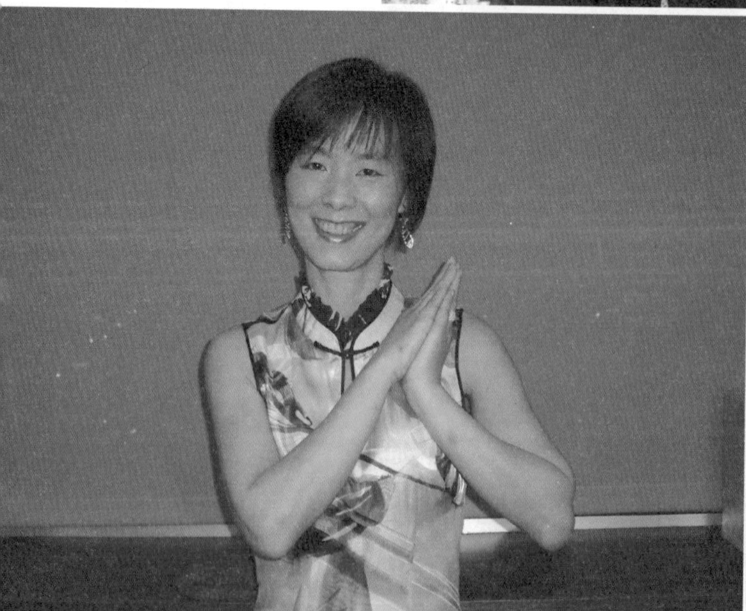

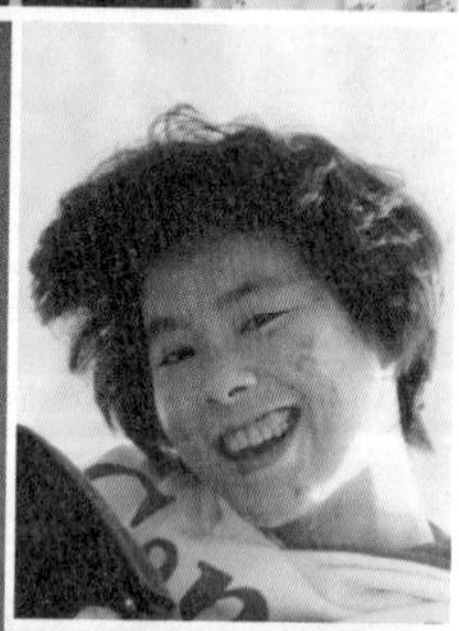

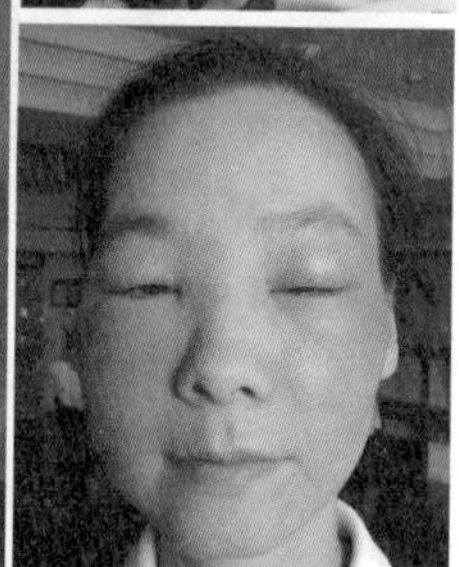

（右上）練功前，滿臉痘；（右下）練功中，皮膚排毒反應；（左）練功至今，健康又開心！

——張麗雪（p.209）

一位腦神經外科醫師的大腸直腸癌，
在三個月內練到腫瘤消失！

一位罹患糖尿病幾乎失明的女士，
甩手半年之後竟然視網膜再生！

一位小兒麻痺症患者不但拿掉腿裡的鋼釘，
還攀上玉山！

一位被醫生宣判死刑的七十歲老先生，
用毅力甩掉了末期攝護腺癌！

還有罹患中風、高血壓、心臟病、肝硬化、
潰瘍、更年期、失眠、憂鬱症等
大小身心疾病的患者，因為練平甩功
而重獲健康。

歡迎您一起來見證平甩的奇蹟！

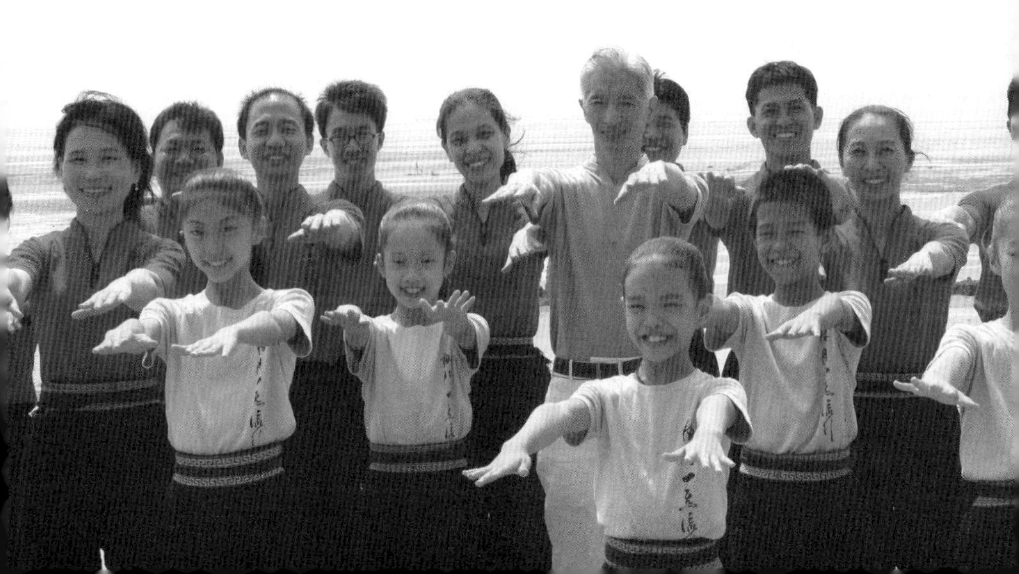

目錄

〈專文推薦〉

【觀念篇】

〈專文推薦〉

有愛運動的市民，才有健康的城市

前中華民國總統、前臺北市長　馬英九

為了提昇臺北市民生活品質、促進市民的健康，本人自上任以來便致力推動臺北市各項健康福利及政策，二〇〇五年更大力推動臺北市成為健康城市，積極參加世界衛生組織健康城市網絡，使臺北市邁向WHO（世界衛生組織）健康城市，為市民打造一個安心、生態、繁榮、友善、幸福、文化、便捷、康健、活力、永續國際級首都城市。

本人喜歡運動，向來大力推廣健康體能促進政策，也深信「有愛運動的市民，才有健康的城市」。民國九十一年本人推動健康減重一百噸政策，帶動市民運動及均衡飲食習慣。民國九十三年臺北市成立全國首創的體育處，而為了建立支持性的運動環境，更在臺北市十二行政區設立運動中心，目前已興建完成並且啓用，使民眾擁有更多的運動場所。此外，更結合臺北市各區健康服務中心，善用社區資源，在社區及運動中心辦理各項健康體能促進活動，激勵社區民眾主動參與意願，提昇社區運動人口，養成規律運動習慣，使臺北市成為一個快樂的運動城市，期望每位市民都能養成每週至少運動三次、每次至少三十分鐘且心跳達一百三十下的良好運動習慣。

欣聞李師父之平甩功，簡單易學、平易近人，與本人推動健康城市的理念相同。有良好的運動習慣，就會有健康的身體，成為健康的市民，才能創造「健康、活力的臺北城」。謹在此與大家共勉。

〈專文推薦〉

人人必修的「平甩功」

前台中市長　胡志強

中國人喜歡平安吉祥，外國人喜歡"peace"——和平寧靜。在我經歷健康受創的初期，身心方面無法維持平安與安詳。機逢巧妙，感謝李鳳山師父傳授「平甩功」給我，經過認真鍛鍊，我的身體平衡性與健康獲得極大改善，同時，我的家人也成為「平甩功」的受惠者。

李師父的「平甩功」單純、簡易、自然、平和，適合每個人鍛鍊，而且隨時隨地都可以練習，真正讓每個人都能做到「天行健，君子以自強不息」，從規律的肢體擺盪中，鍛鍊出人與人之間的健康默契，進而能夠真情流露，表達彼此最真誠的關懷。

近年來，西方世界對於東方文化正熱切地嚮往與學習。中國傳統的養生、氣功、武學，甚至食衣住行文化，在西方世界均掀起一股東風熱。李師父以其深厚的武學素養與文化內涵，對中華文化的保存與推廣、處處實際行動，儼然為當代氣功大師與東方文化的代表人物。

李師父的「平甩功」應該推行至世界各國，如此，國際間將更加祥和，和平世界將能具體落實，創造出如同李師父對「平甩功」的註腳：「全球健康甩，甩出和平來」的全新新世界！

人生中，「平甩功」毫無疑問是生命的必修課程，學習要趁早！李師父常說，「治已病不如治未病」，莫要等到人生經歷衰老病痛的過程才開始鍛鍊，這樣的學習不但痛苦，而且增加社會成本。李師父教傳「平甩功」多年，為社會無數人帶來健康、幸福與和平的人生，更為國家社會節約了無數的寶貴醫療資源。

今日，幸聞李師父以無私的胸懷，將「平甩功」珍貴的心法與功法，配合廣大群眾的鍛鍊體驗，以《李鳳山平甩功》一書與大家分享，希望人人都能夠珍惜，並在此祝福大家習練有成，身心獲益！

〈專文推薦〉

花點時間，用點毅力，您的人生是彩色的

前台北市議員 李新

如果您現在沒有時間運動，那麼將來您一定會有時間生病；如果您現在不「甩」自己的健康，那麼將來健康一定會「甩」掉您！

「忙」「茫」「盲」！都市人生活的步調太快，很多人一生幾乎都在上述三個字裡打轉。陣日為生活奔忙打拚，卡在工作的巨輪裡，常感到茫然而不知所以，生活的目的為工作，工作的目的為生活，「忙」得不亦樂乎，「茫」得暈頭轉向，甚至「盲」到嗚呼哀

哉！您別以為我在説別人，我自己就是一個差一點被健康甩掉而嗚呼哀哉的活例子！別怪我烏鴉嘴，如果您不信邪，恐怕也不樂觀。

我自小家境清苦，父親又過世得早，長子承擔家計的責任是天經地義。當時，仗著年輕，賣力工作，對身體健康根本不以為意。三十一、二歲因連續兩次閃到腰，警覺到身體狀況已亮起紅燈，因此開始注意各種養生之道。

養生可歸納為三類：一為食補，二為藥補，三為氣補。其中食補與藥補，固非無補，但我總感覺效果緩而難見，尤其還要勞煩母、妻費時烹調。有云：「藥補不如食補，食補不如氣補。」我後來在幾家氣功補習班中學氣功，雖曾領受到氣動脈通的震撼與歡愉。可惜好景不常，因乏「同門習藝」的感情維繫及功法複雜費時等因素，不久又陷入「工作忙碌，疏忽健康」的覆轍中。直到四年多前，因救災導致兩節椎間盤凸出癱瘓病榻，幾乎萬念俱灰時，才又正視自己的健康問題。

人，總是容易忘記教訓，直到失去了「它」以後，才會感到「它」的可貴。我走了許多冤枉路，幸虧還來得及回頭，您呢？

李鳳山師父所創的梅門，以及目前正大力推動的平甩功，正是我昔日學氣功所遇問題的解藥。此話怎講？第一，梅門師徒如父子、如兄弟、如朋友，彼此切磋扶攜，感情極為融洽，對有心練氣強身之人而言，不怕孤單，不會沒趣。

第二，平甩功法平凡、平實，既不花俏也不複雜，隨處可練，隨時可練。我本人就受益良多，也已推廣給市議會同仁一起來研習。在此特別感謝李師父與師兄姐們的大力支持。

您，不要猶豫了，快加入我們！因為健康的人生是彩色的！

〈專文推薦〉

務實行善，推動公益的李師父

國家文化藝術基金會董事長　施振榮

認識梅門李鳳山師父是在身體健康出了狀況之後，經友人王振容、范幸惠夫婦推薦，請李師父指點「平甩功」，李師父還特別指派資深弟子為內人和我悉心指導。數年來，內人和我每天認真甩手，從未間斷，受益良多，對於李師父及梅門弟子助人服務之熱忱，印象深刻。

李鳳山師父最讓我感動的是他的謙沖為懷，有教無類。他助人不分貴賤，也不忌諱深入危險地區。當SARS肆虐之際，他帶領梅門弟子深入和平醫院禁區，教導服勤軍警和醫護人員甩手保身，令人感佩。也常聽説李師父接納一些命運坎坷，或家境清寒者到梅門接受教導和感化，成為篤信人性光明面的服務義工的事蹟，覺得他的行善，非常務實。

和李師父相談時間雖不長，但他濟世助人的胸懷，特別讓我敬佩。他告訴我，只要是對社會有益、對人群有幫助，如果別人不會做、不願做、不敢做，而是他能力所及的，他就去做。這和我創立宏碁的信念，及後來我推動公益活動的原則，不謀而合，真是心有戚戚焉！

本書《李鳳山平甩功》的正式出版，一定會有更多需要健康的人受惠，相信也是李鳳山師父普傳平甩功的最大期望。

〈專文推薦〉

給全民共享的生活養生法則

財團法人國際醫學科學研究基金會董事長　崔玖

李鳳山師父又有新書出版了！這本書看起來不像神奇的氣功秘笈，也不像是高深的禪密哲理，好像只是在講一個個生活的小故事。可是讀下去才發現，透過這些故事，李鳳山師父清楚而有系統的介紹了「氣功」的基本概念，教導大家如何在呼吸上下功夫，使之成為每個人強身袪病延年的利器。

在談論以「呼吸」配合身體各部分的動作時，也順道帶出日常行住坐臥的正確養生法則，特別強調的是身心的配合，意志與行動的關聯，心念及情緒對修煉身體的影響。這些娓娓道來的故事，構成了書的前半部「觀念篇」。

後段的「鍛鍊篇」所介紹的功法就更特別了！

這本書中介紹的唯一功法「平甩功」，是我所聽到、見到的功法中最簡單，看起來最平凡的一門了！但是各位讀者，您必須牢記著作者在前言中的忠告：「希望大家仔細閱讀，不要遺漏書中所提示的任何一點細節」，因為它實在是包羅了所有功法中共有的特點。不論是練功的原理，鍛鍊時的氣感、效果，以及練功應注意的原則，都與其他正統的氣功相同。特別是練功的要訣涵蓋了所有功法的基礎，難怪李師父指出，它是所有正統功法的一個「基礎功」。

更可貴的是：這樣簡單的「入門」，卻能使那些規律而持續練下去的人，練到「脫胎換骨」，練到「身心合一，萬法歸一」的境界。

書末經驗分享與迴響部分，更證明了平甩功真是一門老少皆宜，隨時隨地都可以做的功！李師父能本著他淵博的學識、精湛的功力，研發出這樣一套簡易而高深的功法，供給全民共享，值得我們向他致送最高的敬禮及感謝！

〈專文推薦〉

現代醫學界的震撼——李鳳山師父的平甩功

金門縣醫師公會理事長　黃宗炎

我大約在四十多年前首次接觸氣功，當時我還在師大附中念高中，每天早上在樹林濃密的校園中，會看到一位老師在靜坐及打太極拳。我好奇的請教他，他說是在練氣功，而且，練氣必須每天不斷的練，才能達到健體強身的目的，同時，他也告訴我，氣功能讓人的全身經絡系統均衡與協調，使人體的所有器官及全身系統都能健康與強壯。

認識李鳳山師父是早在多年前，我在三總時就拜讀了李師父所撰述的許多氣功書籍，了解氣功原理對身體健康的轉機。當時學醫的我，也慢慢地通會個中的機轉及奇妙，但仍然模糊。近年有機會研究中國醫學及在美習得東方醫學後，方更進一步認識。

後又得知我的神經外科好友許達夫醫師，因鍛鍊李師父的氣功而使得癌細胞消滅，這是現代醫學界的震撼！也使得我們這些追求最精細的開腦醫師們，不得不更相信李師父的氣功對人體的益處有多大。

及後多次聽李師父講習功法及研述，更仰佩李師父普傳大眾如此平易、卻淵博的功法，讓大家達到健體強身的目的，更能均衡身體各器官功能，甚至消滅癌細胞。

近幾年，我又幸運地與台灣生物能醫學界先驅崔玖教授合作，利用德國研發的儀器配合中國經絡理論，更準確地量出人體各經絡與氣功的效能與相關性。崔玖教授再度邀請李師父進行氣功科學實驗，證實李師父的氣功能快速、有效地提昇人體免疫系統，改善健康。李師父的平甩功，確實得到科學與醫學的證明。李師父也發心大力推動，期使平甩功成為全民運動，大家不必花費很多的金錢、很大的場地、很多的時間，只要隨時隨地鍛鍊，就能獲得健康。

感謝李鳳山師父，為全人類帶來如此好的健身方法，這真是全人類的福氣！

〈專文推薦〉

甩出生命的新氣機

前台中女監典獄長　盛高德

亙古至今，擁有健康的身體是人類最基本的需求。儘管現代醫學科技的發達能夠造福人類的健康，還是有許多的文明病及退化性疾病，是現今醫學仍一籌莫展的；更有許多文明病皆來自於身心失衡。因此，唯有在身、心、靈三方面做徹底的轉變，才能獲得整體的健康與平衡。

我本人從事犯罪矯正工作長達三十九年，深知教化與強身應兩者兼具並存的重要性。鑑於推崇李鳳山師父在氣功界非凡的成就與孜孜教誨的精神，於民國九十二年十月，誠邀李鳳山師父及其高徒至台中女子監獄教授「平甩功」。因其教學有口皆碑，即將其推展至全監，成效卓越。「甩出健康，甩出幸福」已是本監收容人都能琅琅上口的一句心得口號。

李鳳山師父從小接受中國武學的薰陶，並秉持以武道、武德行教育之責，將其所學長期研究，獨創成一套正確的養生鍛鍊功法。李鳳山師父的「平甩功」結合中國氣功的肢體動作，配合呼吸調氣，又以深入淺出的文字敘述為輔助工具，及易於記憶的心法口訣作為平甩提示。

李師父以簡單易學的鍛鍊功法，對人體健康做出明確導引，提高練功效率。功法完全符合中醫經絡學與氣血陰陽平衡的道理，此外更深入心法，將人體帶回健康平衡狀態，並改變人的思想領域和氣質，甚至誘發人體的潛能與天地大自然之氣合而為一。

宇宙自然生生不息，氣之養生，不但有預防醫學之稱，並能改善身體健康，同時改變周遭磁場氣流，進而改造氣運，增強氣勢，提昇生命品質。

《李鳳山平甩功》是一本強身養生的讀物，它是「百姓日用而不知」的實用入門功法，使鍛鍊者不僅練功、也練心，完成身心靈改造的巨大工程！這本健康好書，值得大家鄭重推薦！

〈專文推薦〉

從武俠小說中走出來的現代大儒俠

資深演藝工作者　劉明

最初在電視上看到介紹氣功大師李鳳山師父，見他一身淺色中裝，一副玉樹臨風、仙風道骨、正氣凜然的模樣，雙眼炯炯有神、莫測高深，活脫脫就是武俠小說中走出來的一位大俠。當時心裡想他平常過的日子必是武林中的生活方式吧！令人望之儼然。

兩年多前經同學介紹，約了一些舊日同事，進到梅門來學習養生氣功，才有幸見到師父本尊。起先還真有點不知該如何交談應對，誰知他一開口竟然先對我們說「各位以前都是我所……。」如此這般的恭維了一番，嗳呀！原來這位武林大師是即之也溫哪！

在梅門上課時，陸陸續續的認識了帶領我們上課的師兄師姐們，他們都是師父的入門弟子，個個除了「功夫」了得之外，待人都是那麼的誠懇親切、彬彬有禮，說起話來也都是輕言細語；男士們個個溫文儒雅，女士們個個溫柔婉約，微笑賢淑的模樣令人喜悦，像是張師姐、惠娟、麗雪、滔滔、懷英師姐、楊榜、唯揚、小廖師兄……，他們這些特有的氣質想必是長年在梅門跟隨師父身邊耳濡目染、身教言教薰陶出來的吧！真高興能認識這些可愛的朋友。於是我從第一年一個月上一堂課，到一星期一堂課。到現在我每星期來上兩堂課，我都上出癮來囉！以往我每當季節變換時一定會感冒的，而且還是重感冒，還都要拖上好幾個星期。上呼吸道的問題一直困擾著我，連醫生都說再嚴重的話就要變氣喘了。因此我長年都是去健身房游泳、洗三溫暖的，現在已經停了。因為來到梅門上課以後，從去年整個冬季到今年春季大半年以來，我只輕輕微微的感冒了二天而已。我只是個初學者，就已經能有如此這般的功效，這不是太開心、太神奇、太美妙了嗎？在梅門李師父能將他經年累月修習得來的功法無私的傾囊傳授，能夠學習到的人真真是有福了。

最近常有人問我：「你在練氣功呀？練氣功難不難？」我告訴你，「不難、不難，一點都不難！但是、但是，難就難在『持之以恆』！」師父說：「有生之年可以練到什麼境界，就是個人的造化了！」可不是嗎！俗話說的「師父領進門，修行在個人」。我想我一定是有「些許」造化的人，否則我怎麼能夠有幸識得大師，更有幸進入梅門來學習呢？你說是吧！

〈專文推薦〉

氣功是免疫療法的先驅

資深廣播節目主持人　鄭師誠

氣功，是很LKK的古老東西嗎？不，一點也不，因為它正是目前先驅的免疫療法中的一種。

氣功，有效嗎？練對了就有效。

要練什麼氣功呢？來梅門就知道！

氣功一點也不玄，它就是將身體與生俱來的自體免疫系統提昇到最高境界。但是，它不是花式體操，不是招式越多、越奇怪越好。氣功是要每天練的，當然是越簡單越好。試問，如果有一種氣功，總共有三十八招，兩百多式，每天練上五小時，就能延年益壽，您會每天練嗎？因此，不要以美式自助餐的概念套在氣功上，認為花樣越多，越複雜就越好。

「梅門氣功」就是以非常簡單的招式，教大家提昇自體的免疫力。這些氣功可不是現代人發明的，而是梅門創辦人李鳳山師父跟著許多大師，修習中國傳統功法近四十年，一點一滴累積而成，每一招、每一式都是精華。李鳳山師父讓大家不走冤枉路，學到的人真是有福了！

現在有許多人相信氣功，卻以非常昂貴的代價學習，先不論學來的功法是否實用，「氣功」絕非貴族遊戲，並不是越昂貴的功法越有效。李鳳山師父發心普傳「平甩功」，全世界循環舉辦養生講座，目的就是希望大家了解，身心健康其實很簡單，重要的是每個人練功的心態，以及是否得到了正確的法門。

梅門是一個不以營利為目的的公益團體，從來沒做過廣告，都是口碑相傳，希望有緣人齊來同修。以前我會問，「既然是公益團體，為什麼上課還收費呢？」後來我才慢慢了解，梅門多少年來，都是一個自給自足的團體，甚少獲得政府或是任何社會團體的補助，學員所繳的學費，又回饋到服務社會大眾上面。而且，只要有人有心學，不管有錢、沒錢，李鳳山師父都是一視同仁的教。

在學苑服務的師兄姐全部是義務性質，學生上課的教室，到了晚上就成為師兄姐的臥房，墊子一鋪，就在地板上睡覺。即便如此克難，李鳳山師父仍然沒有停止對社會的服務，不斷走訪各地，舉辦各型普傳活動，目的就是希望更多人能夠獲得健康。李師父經常講一句話：「有錢做有錢的事，沒錢做沒錢的事，但就是不能不做事！」李師父的作為讓我看到：人的修練、修為與修身，並不是用錢就可以堆砌起來的。

梅門的地方不大，但是它的人氣頂旺，因為現在需要健康的人越來越多了！因此，李鳳山師父想要籌辦一所現代化的文武學校，讓老一輩的得到妥善的照顧，讓小一輩的得到健全人格的教育，讓中生代後顧無憂。有更大的地方才能做更多的事情，帶領更多人走向健康之路！這樣的理想，希望社會大眾一起來共襄盛舉！

大家應該像我一樣，親自來梅門，親自來感受，就會知道梅門到底在做什麼了。希望大家，「有錢有閒，當然要練」；「沒錢有閒，歡迎來練」；至於「有錢沒閒」啊，看這本書總可以開始練了吧！

〈代改版序〉

無懼禽流感，練出防護罩

自一九一八年西班牙流感疫情爆發以來，將近一個世紀，病毒並沒有消失，只是隱起來，伺機而動。像從前SARS（嚴重呼吸道感染症候群）病毒兩天之內從亞洲蔓延到歐洲，造成全球恐慌，爾後每隔一些時日總有禽流感發生，擴散速度更快，造成社會人心不安。每一次病毒席捲重來，都以多變的形態出現，使得現代醫療體系無法掌握，面臨預防醫學的瓶頸。

以不變應萬變的中國養生智慧

儘管我們現在發明了很多疫苗，但是沒有任何一種疫苗打在人的身上，或是只要一吃下去，就可以使人神清氣爽，不必在乎所有的病症。疫苗充其量是借用人體中尚未壞死的一線生機，注入病菌去啓動身體的防疫系統，產生所謂的「抗體」，該殺的殺、該排的排、該補充的補充，讓體內細胞忙成一團。到最後覺得自己身體慢慢好起來的原因，説穿了，其實是我們自身產生了抗體。

因此，當病毒千奇百變，疫苗與抗生素束手無策之時，愈來愈多人開始注意到中國古老的養生智慧。所謂「以不變應萬變」，回歸人類原始本能，藉由自我鍛鍊來提昇自體免疫能力的養生術，會是一個有效的辦法。

禽流感是人類醞釀出來的流行病

二〇〇三年SARS席捲台灣，四月廿四日台北市立和平醫院因疫情嚴重封院，當時好多人不敢坐捷運，不敢到醫院，不敢上班，甚至不敢出門，整天躲在家裡，就怕被傳染、被隔離，連跟家人講話都要戴口罩。現在講起來覺得很好笑，但當時整個社會惶惶不安、人人自危。可是我帶著學生，每天照樣上課、練功，跟平常一樣過日子，該做什麼做什麼，也沒有發生任何狀況。甚至很多原來感覺頭疼、胸悶、咳嗽的人，練著練著，改善了身體不適的狀況。其原因就在於我們平常的鍛鍊，因為親身體證而產生信心，所以臨時不怕考驗！

事隔十年，大陸爆發H7N9禽流感疫情，台灣竟又同在四月廿四日這一天出現感染病例，看似巧合，其中寓藏令人警惕之訊息。

很多人問，禽流感為什麼會來？說穿了很簡單，當人與人之間的情感交流出了問題，禽流感就來了。中國文字很有意思，我們講一個人「禽獸不如」，就是指這個人冷酷無情，所以「禽」與「情」息息相關。一個人沒有情感就連禽獸都不如，有情感才是一個真人。

什麼是禽流感？禽就是動物，流是趕流行，感是感知、感覺、感情、感動。如果我們掌握不住這四種感覺，自然就容易感冒、感菌。古人講天時、地利、人和，才能一切順利，如果不能掌握這三者，尤其是人不和，流行感菌就來了！

練出自己的防護罩才是最佳的防疫措施

現在很多人把動物當成孩子般對待，跟動物混在一起過日子。

想想看，許多動物整天在地面上聞來聞去，把地上的穢氣、廢氣通通吸進去，然後我們再抱著動物親嘴、碰鼻子，豈不是自找麻煩？牠們在地上吸入氣息馬上傳給我們，如果剛巧身體狀況稍微差一點，病菌立刻趁虛而入，人就開始生病了。

為什麼現在很多病菌都來自於動物？這也是我們人類自找的。尤其那些養動物、愛動物、寵動物，到最後還吃動物的人，更要特別注意禽流感。

禽流感一旦在國內蔓延，現行的醫療資源是無法負荷的。政府單位投入大筆金錢買疫苗、添病床，可是一旦疫情真的爆發，再多的嚴陣以待恐怕也不夠用。什麼才是真正治本之方呢？其實，大家都知道，預防勝於治療，最好的防疫莫過於自我鍛鍊。只要人人有方法提昇自體免疫能力，練出自己的防護罩，又何必擔心任何的病毒呢？這也就是我們發心普傳平甩功的用意。

規律的鍛鍊可以改變基因

世界上的菌有好菌跟壞菌。如果我們按照正確的方式，規律的去做、去行、去想、去感受，就會產生好的菌。譬如釀酒、做豆腐、醃泡菜等等，都跟菌有很大的關係。如果過程是規律的，就會形成有益的菌；如果失去規律，就會產生亂象，形成不好的菌，使得東西腐敗、破壞。菌就像基因一樣，當我們的基因是規律的，自然會蒸蒸日上，愈來愈飽滿、充裕。同樣的原理，若是我們人的思惟與行為沒有按照規律去運轉，基因就會被打亂，一步一步的走入亂象，最終形成不好的基因。

很多人都想改變自己的人生，可是不知道怎麼辦。事實上，只要有一個正確的鍛鍊方法，每個人都可以增強本身的能量，內心充滿喜悅，逐漸提昇生命的品質，甚至改變基因。有一位先天性梅毒患者在確實鍛鍊之後，經檢驗血液裡的病毒沒有了，就是先天的基因被改變了。

我們醞釀什麼，就會得到什麼

天下事無所謂巧合，都是累積出來的。有的人老是往偏激的地方想，自然會往偏激的地方去；往正直的地方想，自然就往正直的地方去；如果是胡思亂想，那就永遠保持在胡亂狀態了。所以我們醞釀什麼，自然就會一步一步的往那兒走。

所有的疾病與災難都是上天給我們的一個禮物，目的是讓我們要記取教訓，保持警惕，從中學習反省自己，多為別人著想，藉這個機會趕緊發心好好的修，在修心、修性、修身各方面多下一點功夫。唯有人人往好的方向醞釀，腳踏實地的鍛鍊與修持，我們才能扭轉乾坤、預防災難，造就美好的未來！

梅門線上講座精華剪輯

〈前言〉

甩出健康，甩出幸福

每一個世紀、每一個十年，往往都會有一個造成社會動盪不安的狀況出現。只不過有的人根本活得懵懵懂懂，渾然不知危機將至。為什麼危機來臨時，有的人驚慌失措，有的人遭殃倒楣，有的人卻可以安然度過？

這道理就在於一句話——平時是經驗，臨時是考驗。我們平常累積的、醞釀的是什麼，當下能反應的就是什麼。

回想本世紀初的大病毒SARS對人類所產生的衝擊。為什麼有的人不戰而降，有的人卻堅信一定可以挺過去。他們的信心是怎麼來的？

說穿了很簡單。如果沒有一個正確且持之以恆的鍛鍊身體方法，所有人遲早都會出現「恐病症」的心理狀態，而弱化強健體魄該有的氣勢。但如果平常就養成了良好的鍛鍊方法，它的功效就會在我們的身體裡面根深柢固，有突發狀況時自然會發揮出來。

這就好像我們隨時有東西可以吃，所以自然不會怕餓；隨時有水喝，自然不會怕渴一樣。一個每天都鍛鍊身體的人（心理鍛鍊也一樣），面對外在的變化時，應變的自信是容易產生的；而從來沒有鍛鍊過的人，當然就不容易在剎那間產生信心。

鍛鍊身體的方法五花八門，令人眼花撩亂。然而萬法不離其宗：只要真能達到促進全身氣血循環、加強免疫功能的效果，一門深入才是最佳的辦法。中醫裡面有一句話說：「百病皆因氣逆」，把氣練通、練順，以及維持心境上的平和、穩定，這就是健康的真正關鍵了！

我們這些年來抱持著「不敢獨得，亦不敢普傳」的戒慎之懷，在中國傳統養生導引術領域裡默默耕耘數十年，無不在「治未病以至於治已病」、「身心靈均衡發展」上盡己所能。

在SARS橫行期，我們抱持著「全民健康甩」的心境，把我們老祖宗所傳下來單純有效的平甩功普遍推行，讓人人都能從根本上改善體質、變換氣質，抵擋時瘟與練就一身的好體力。

「平甩功」看似平凡，但只要得法並持恆鍛鍊，它所能達到的功效，是非同凡響且神奇的。這些不凡的效果，除了學員們親身的體證外，透過國科會的氣功科學實驗，也已獲得無數次的驗證，其實驗數據也屢次在國際上為中國人爭得一席學術地位。任何人只要按部就班照本書所寫的方法鍛鍊，幾乎都可以從「平甩」中恢復不同程度的健康信心。

本書鉅細靡遺地剖析這一招「平甩功」，讓大家深入功法之內涵，達到一門深入的效果。

希望大家仔細閱讀，不要遺漏書中所提示的任何一點細節，千萬耐著性子好好研究、好好練下去，這一招讓大家終身受用無窮。而後，再鑽研其他功法，平甩功所奠定的基礎，都有助鍛鍊之成效。

古人說「天行健，君子以自強不息」，這就是鍛鍊的不二法門。好的功法也要像日月星辰的運轉般持續地鍛鍊下去，才能親身體證功法裡面的含意及具體功效。有了體證才能產生堅定的信念，進而從信念裡發展出生生不息的力量。

鍛鍊「平甩功」的過程中，若有任何問題，歡迎隨時與我們連絡。只要能為社會貢獻任何一分健康，我們都會竭誠服務。

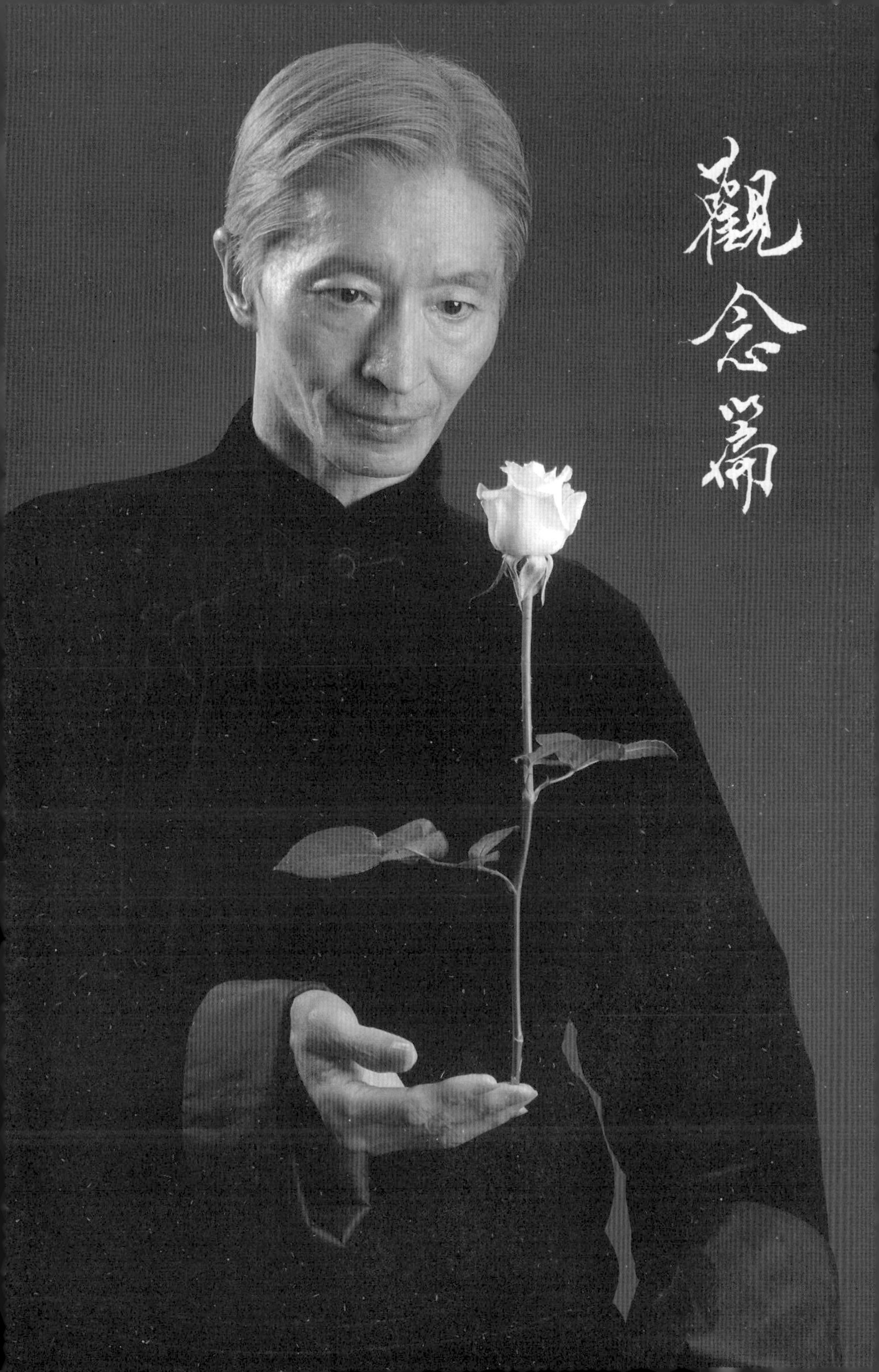
觀念篇

生命的根本就在這一口氣

我有一位學生，她有二十年的哮喘病史。沒練功以前，每逢季節轉換她都會喘得非常厲害，爬樓梯更是上氣不接下氣，有時哮喘發作起來，整個人動彈不得。當時醫生建議她買一個氧氣筒，以防萬一她一口氣接不上來，人就走了。

可是練功之後，她發作的現象逐漸減少，而且每次發作的症狀越來越和緩，六個月之後，她就完全停用類固醇的藥了。到後來，醫生甚至告訴她，不用再準備氧氣筒了！她靠自己鍛鍊，練出一口順暢的氣，也練出了對健康的自信心。

我們人生長在大氣之內，憑什麼能活著？憑什麼可以吃東西、喝水、思惟等等？其實都是靠「氣」的作用。我們不吃、不喝還可以維持生命一段時間，但是一口氣沒了，生命也就結束了。所以這口氣，就是我們生命的根本。

上古時候，每個人都靠氣在生存，外在食物等等反而是附帶的東西。可是到了今天這個時代，人們對物質的嚮往比較強烈，幾乎把呼吸都給遺忘了，尤其是在食物方面，好像沒有食物，人就不能生存一樣。其實在整個大自然界中，許多的動植物不需要任何外在的生物，只靠「氣」就能生存。譬如烏龜，有時埋在土裡一、兩個星期，僅靠一點點的氣息也能維持生命。上古一些智慧之人，就從觀察烏龜的呼吸方法中，探討出了「氣功」的原理。

「氣功」是現代的名詞，它原來被稱為「導引術」「養生術」「吐納術」。這套法則，是古人透過與大自然的互動所體證出來的養生哲學與實踐。它的目的在引導人們怎麼樣去配合呼吸、配合意志、配合行動，三管齊下，讓人走向身心合一的境界，然後從身心合一的境界來提昇每個人的靈性。

一般人所認識的「氣功」分成很多種，有硬功、軟功、內功、外功。但是，我自己對氣功的定義是：「凡是在氣上面下功夫的，都可以稱作氣功。」所謂在氣上面下功夫，就是在「呼吸」上下功夫。

我們人之所以能活著，根本就是靠呼吸，沒有呼吸，什麼都是假的！可是大部分的人，往往忘記自己在呼吸。古人講「氣長命長，氣短命短」。所以我們的呼吸需要經過鍛鍊，才能練到一口氣吸進去，就能夠深入五臟六腑，達到全身循環的功效。

古人很有智慧，他們鍛鍊氣功，在「呼吸」上下功夫，反觀我們現代的人，為了追求健康，有的人在吃東西上面下好大的功夫，有的人在做運動上下好大的功夫，可是卻忘記了，其實，生命的根本，就在這一呼一吸之間啊！

氣功是深度呼吸的有氧運動

有位先生嗜好羽球，打球打到膝蓋受傷，醫生告訴他不能再打了，否則腿會廢掉，把他嚇得半死，跑去學瑜珈。可是瑜珈老師一天到晚叫他拉筋，他越拉越覺得不對勁，後來痛到彎不起來，經人介紹上門來找我想辦法。

我問他平常有沒有運動？他理直氣壯的說，「我每天都在運動，而且運動量非常大，為什麼我還會有這種情形？這種情形不都是運動量不夠的人才會有嗎？」我告訴他，「你還是運動量不夠！」聽得他糊里糊塗的。

所有的事情都有一個根本起頭，在我們不知所措的時候，只要能夠把根本抓住就可以解決問題。所謂的運動量不夠，並不是要大家去做激烈的運動，而是怎樣選擇一種合適的、合宜的，以及平衡的運動。

譬如很多網球選手，打球打到膀子特別粗，兩隻手不成比例。很多運動員都有這類的毛病，打棒球打到最後，把手給打脫臼，怎麼樣也恢復不了，大不如前；打高爾夫球剛覺得自己達到巔峰，一不小心把腰給閃了，脊椎給挫了，只好結束運動生涯。為什麼會這樣呢？問題還是在於這些運動不夠平衡，不是造成肢體上的不平衡，就是造成內外的不平衡。

我們看到很多西方人，年輕時需要藉由很大的運動量才能保持身材，到後來停不下來，因為只要一停止運動，身材就逐漸發胖；到了真正做不動的年紀時，身體就變了形。以中國的養生學來講，人體所需要的運動量是會隨著年紀增加而遞減的，而且會有一個轉換期。就好像小孩在發育時需要大量養分供應，到成人時如果再同樣供應那些養分，反而會促成老化。因此，現代人之所以營養過剩，小孩有老人病，都是養生不得當的緣故。

練氣與一般運動最大的不同在於它不需藉由大量的動，只要規律的運作，就能深入五臟六腑，達到深度呼吸的有氧效果。我們鍛鍊的養生氣功是動靜兼顧的，它不會特別著重在靜，靜到最後，人的循環就沒有了；它也不會特意的著重於動，動到最後，就變成純粹的消耗了。

一個真正的有氧運動，一定是在練習的時候氣機充足，一練就已經開始循環，而且隨時在補充。只要持恆的鍛鍊，不但身體循環變好，還能排出體內不乾淨的東西，同時補充好的能量與元氣，最後達到身心平衡的作用。一個正確的氣功不僅是老少咸宜，也具有修復身體、涵養心性的最佳功能，而且，它最大的好處是可以練一輩子，活多久練多久！

很多人明知道健康很重要，卻不肯自己努力，花費許多的金錢時間去讓別人來幫自己維持健康。但是，以外在方式來維持身體終究無法長久，人可以「以逸待勞」，但是不能「好逸惡勞」，好逸惡勞終會有瓶頸，這是天經地義的道理。想要獲得青春美貌，身心康泰，還是要靠自己腳踏實地的鍛鍊，才能永恆持久。

柔軟生之相，僵硬死之兆

記得以前我在學校讀書的時候，有一位年紀很大的老師，有一次他問我們，「你看，我們身上最硬的是什麼地方？」大家猜了半天，原來答案是「牙齒」。接著，這位老師說，「你看我們的牙齒，每天咬東西，這麼堅硬，不過各位有沒有發現？等我們年紀一大，牙齒就掉光了！」然後他把舌頭一伸，說，「你們看這舌頭，多麼的靈活！它的命特別長！人即使年紀大了，舌頭還是很柔軟！」

我們的身體，什麼地方感覺柔軟，那個地方就不容易出問題；什麼地方感覺僵硬，就要開始注意！因為這表示這個地方開始堵塞、出問題了。

有一位剛來上課沒多久的學生跑來問我，「師父，撿東西的時候，要怎樣才不會拉到筋？」我問她為什麼這麼問，她說，因為她的腰椎痛了好幾年，看過好幾位醫生，怎麼治都治不好，但是每位醫生都叫她不要下腰。醫生還說，即使是一般人，也要注意彎腰的動作。

於是我請她做一下前彎的動作，發現這位師姐的手完全碰不到腳指頭，身體非常僵硬。再細問之下，發現她不只是腰椎有問題，全身從頭到腳沒有一個地方覺得舒服，只是那些小毛病比不上腰椎的痛那麼讓她痛苦罷了。而這種現象已經持續好多年，她什麼醫生都去看，但始終無法治本。

《易筋經》上有一句話，「筋長一吋，命長一分」。我常跟學生開玩笑說，「手離腳越遠，離棺材就越近。」這是什麼道理呢？想想看，當我們是孩子的時候，很容易就可以用手搆到腳趾頭，可是慢慢長大之後，就越來越碰不到自己的腳了。也就是說，當我們的身體變得越來越僵硬，就表示我們的生命力開始在減弱了。所謂「柔軟，乃生之相；僵硬，乃死之兆。」就是這個意思。

以身體的鍛鍊來講，要把僵硬的身體變得有韌性、柔軟並不難，只要依照正確的方法去鍛鍊就可以達到。事實上，難是難在內心的「魔障」。

一個人身體的僵硬，往往來自於內心的固執層面。因為我們不斷的累積固執，所以內心不斷變得僵硬，最終就會反應在身體上。身體耗損了，我們知道要去修復；可是心耗損了，卻很難修復。為什麼呢？因為很多人不願意承認自己的心生病了。

要想修補這個心，首先要承認自己的心有弱點，有漏洞。唯有承認，才能開始落實去改變，而且變得更加虛心。但是，很多人因為自我與好面子的心態，不願意承認自己曾經有過任何的不對或失落，既不承認自己少了一塊什麼，當然也就無從修起了。不管是人的身體或是心理，要先找到空缺才能修補；找不到空缺，永遠沒辦法修補，道理都是一樣的。

人只要一落實、一虛心，再加上正確的鍛鍊，就一切都好辦了！正確的鍛鍊可以幫助每個人從身體的健康練到心理的健康，創造真正平衡的身心，增加每一個人的生命力！

邊修邊行，邊行邊養

我的學生很多都是上班族，他們經常會有一個問題，就是現在經濟不景氣，老闆的要求多、工作雜、壓力大，又時時刻刻擔心被裁員，所以每個人都不停的加班，不停的熬夜，甚至很多人覺得睡覺都快要沒有時間了，怎麼可能去關心修身、修養、修心、修行的問題，這根本就太難做到了！因為感覺太難，所以連第一步的修身也沒辦法做到！

有的人一聽到「修」，就認定這不是普通人做的事情，甚至有些人覺得，乾脆大家都去剃度就好了，這就是「修」。其實，「修行」是非常普通、簡易的事情。就好像今天我們買一部車子，買了車子就是要行，行了就得修，修了以後，還是要行，就這麼修修行行、行行修修，這就是「修行」的觀念。

現在許多家庭都有車子，有的人一部車子開十幾年、甚至於幾十年；有的人新車開了一、兩年就成了廢鐵。這個原因在哪裡？不用我說，也許大家已經知道。車子開不久的人，大部分是因為他們沒有真正的、好好的去保養他們的車子。既然我們對待一輛車子都知道要定期保養，更要回過頭來想一想，我們人是不是更需要保養呢？

我們每天都在工作，不管是身體或是心理，每天都在耗損，所以當然每天都要好好的保養、修護一番，如果平常不修養，一直累積到最後快要開不動了，或是問題叢生，甚至已經沒辦法開了，才送進修車場去修的話，可能已經成了破銅爛鐵，廠長也許建議乾脆換一台車好了！甚至送到廢車場都不見得有人要。車子是如此，難道我們的身體能夠如此嗎？

所以，我們必須把修行、修養的觀念普及在平常的生活裡面。我們常說一個人要懂得修身養性，才能夠達到心平氣和的意境，心平氣和才能建立良好的人際關係。可是許多人嘴裡講著「要心平氣和、要沉住氣、要安靜、要集中」，結果呢？只是成了口頭語，卻沒有幾個人能夠真正領略到什麼是集中、什麼是安靜？為什麼會有這樣的情形？原因是缺乏鍛鍊。

我們要想能夠達到集中，就必須要鍛鍊自己，每天運運氣。我常常講，「每日運運氣，身心兩受益」。可是有好多人，他們只是在靠運氣過日子。就算我們真的想靠運氣過日子，也必須先把自己的氣運暢了、運通了、運活了，然後我們不用去管所有的運行，它都已經在自己的掌握裡面，這個感覺才是真正最好的感覺，才是所謂的可以靠運氣過日子。

凡事都是反求諸己，自己先做到。如果我們一直在這個「修」上面下功夫，所有的事情都能夠無往不利了！

身心談戀愛，活出健康與自在

有一次我去演講的時候，問現場的聽眾，「覺得自己身心合一的人請舉手。」全場只有一位小姐舉手。

我就說，「妳不簡單啊，說說看妳是怎麼個身心合一法？」她說，「我覺得我從小就很身心合一。當我心情不好的時候，我的身體一定也不好；當我身體不好的時候，我的心情也絕對好不起來。所以我覺得我很身心合一。」結果現場哄堂大笑！因為大部分的人都頗有同感。

這位小姐所說的話正是許多人的寫照。我們的心足以影響我們的身，身也足以影響我們的心。當我們身體出狀況的時候，心理很容易受影響；當我們心理不對勁的時候，身體也容易有問題。可是這並不是我們所要追求的身心合一。

我們人為什麼要修？修的目的就是讓我們的身心永遠有好的影響，不要有歹的影響。也就是說，當我們的身體受到傷害時，我們的心要告訴我們的身體，「沒問題！振作起來！你一定會馬上好起來的！」

當我們的心理受創傷的時候，我們的身體也要足夠堅強，熬得住，不斷的告訴我們的心說，「振作起來！好好的去鍛練！做深呼吸！」慢慢地我們的心境和身體都能夠茁壯起來，這才是在修！而不是身體不對勁的時候，心理受打擊；心理不對勁的時候，身體受打擊。

人生總有些事情，要勉強一下自己。不能太勉強，太勉強會出問題，但也不能不勉強，不勉強不會進步。就像練氣，最好天天練，身體好時可小練，身體不好時反而要多練，就是不能不練；心情好時要大練，心情不好時要猛練，有本事，還要把心情練好！

很多人一天到晚在外面談戀愛，談了半天也不見得很成功，依我來看，大家不如省點時間，好好的跟自己談戀愛。怎麼談？先從身心兩方面去談。藉由正確的鍛鍊方法，讓身體和心理好好的認識認識，產生良好的互動，然後慢慢起化學作用，達到一個平衡穩定的關係。當我們的身體和我們的心理戀愛談成功了以後，就會產生美妙的結晶，讓我們終生受用無窮！

人遇到難關的時候難免心情不好，但是一定要想辦法通過，不要逃避它。當我們心情不好的時候，可以透過不斷的練功來轉換心境，讓自己的心情一定要好起來！當我們身體不好的時候，要不斷鍛鍊我們的心，修養自己，讓身體也能逐漸好起來，這樣才能達到真正的身心合一，往上提昇的美妙境地。

知運氣之道，運出好運氣

崔玖教授是國內氣功科學研究的先驅之一。有一回我到崔教授的實驗室去做實驗，實驗對象是一位小姐，她大熱天穿了三件外套還四肢冰冷，臉色蒼白，走路腳步沉重，看起來很不快樂。這位小姐很年輕，幾年前得了不明原因的毛病，身體逐漸衰弱，看遍中西醫，吃盡各種營養品，還是沒有好轉現象，甚至已經無法工作，每天待在家裡。

崔教授使用科學儀器診斷她的經脈系統，除了心脈指數之外，其他指數都比常人低，尤其循環系統更是低於平均值相當多，這表示她的循環非常差；而心脈指數偏高，表示她容易焦慮、緊張。所以她的整體狀況可說是非常不理想。

接下來我為她調氣十分鐘，十分鐘之後，這位小姐的現象完全改觀。短短時間，她整個人看起來神采奕奕、容光煥發。工作人員再度為她測量，發現她此時所有的指數都完整、且完美的停留在平均值五十。依據崔教授的講法，這是一般人也難以達到的平衡狀態。

這個現象是怎麼產生的？就是「運」氣的效果！只要我們還在呼吸，每個人身上就有氣，但是，氣一定要「運」，才能改變我們的身體狀況，放著這一口氣，不懂得如何去運它，實在很可惜！但是，運氣一定要靠自己鍛鍊，依賴外在的力量終究只是短暫的，無法持久。

通常一個身體不好的人，也常會覺得自己運氣不好。為什麼？

因為氣虛，所以許多亂七八糟的東西就會乘虛而入了！所以我們要如何才能改變我們的「運氣」呢？

從中國養生修行的觀點來探討，凡事不假外求。當我們覺得身體虛弱，或是想改變運氣時，不必去想外在的現象，最好的方法就是把心一收，好好的練練氣，把氣運順，自然茅塞頓開，更知道如何去解決外在的事物，一切也就在自己的掌握之中了。

每天練氣，不但可以讓我們的身體狀況好轉，也會改變我們周圍的磁場，吸引更多好的能量。就像一位學生告訴我的，他之前全身不對勁，晚上睡不著覺，每天都精神不振，做事工作效率差；可是經過一段時間的鍛鍊，身體的疼痛消失了，睡眠更深沉了，精神體力都變好了，每天起床心情都很愉快，所以跟同事相處更好，做事情更細心，更樂於幫助別人，於是人緣越來越好，業績越來越好，上司越來越肯定他的能力，自然而然的，他的運氣就變好了！這個原理就是這麼簡單！

甚至當我們的修為鍛鍊到某種程度時，自然會發現「運氣」或「命運」，其實都是靠自己掌握，而不是被別人掌握。如果我們一直活在別人的眼光裡，我們就越來越不知道怎麼去掌握自己。所以，要想改變自己的運氣，除了要有正確的運氣觀念，還要天天「運運」氣！

以正念尋求明師

有兩個人向同一位師父學習劍術，當他們一起拜師時，師父問他們：「你們希望我怎麼教？」其中一位說，「希望師父傳我最高明的劍術，我想成為劍術高手。」另外一位說，「師父怎麼教，我怎麼學。」於是師父拿了兩把劍，要他們各自選一把。第一位拿起一把劍，要了一要，覺得這把劍很稱手，心裡起了貪念，想將這把劍據為己有。第二位弟子拿起另外一把劍，覺得這把劍太好了，似乎自己還不配使用，於是把劍放下。師父問他，他老實的說出心中的感覺。師父說，「既然你覺得還不配使劍，那就先補布袋好了。」「是！」他低下頭恭恭敬敬地說。

於是，師父開始教第一位徒弟練劍，他每天意氣風發，不可一世地練著。同時，第二位徒弟每天老老實實地補著袋子，心中想，「什麼時候師父才會覺得我可以練劍？」終於有一天，師父把劍遞給他，傳了他一句心法，只有一句話：「劍可以救人，也能傷人。」此時，不愧是平常累積鍛練出聽話的功夫，他即刻領悟，成為一位劍術高手。之後兩位弟子比劍時，最後一刻總是補袋子的弟子贏了。為什麼？

其道理就在於這兩位弟子求法的心態完全不同，所以達到的境界也不同。

常有人問我，「怎麼樣才能找到明師？」所謂「明師」，不見得是有名的師父，而是明白的師父。其實，如果我們有「尊師重道」的基本觀念，自然就能找到明師。同樣的，如果一個人的正確練功觀念已經發展出來了，自然就能夠找到正確的功法，道理都是一樣的。然而，更重要的是，當明師已經在眼前，我們能不能看得懂？是不是能夠虛心受教，絕對的聽話？否則，還是會有瓶頸。

也曾經有人跟我講，「如果李師父出錄影帶，可以讓更多人受惠啊！為什麼不用這樣的方式普傳呢？」說句實在話，如果一個人只是看書或看錄影帶就滿足了，甚至於從來沒有尋訪明師，培養出「尊師重道」的情操，弄到最後，還是沒有真正在哪一門深入過；甚至有些人，還沒有深入之時，心裡動了賺錢的念頭，就開始到處教人，這些都是不負責任的行為。但是，真有人這麼做，我們也沒辦法。

天下沒有白吃的飯，更沒有白忍的氣。如果所有的事情我們都用虛與委蛇的方法去處理的話，到最後所有得到的東西，都要還回去。當然，很多人即使是因此而不斷的吃虧，還是不會醒過來。

事實上，我們花錢買本書，如果能夠看通它的道理，就應該引申出謙卑而又寬廣的心境，尋訪明師以求更深的體證。當我們提昇這種心境，就算一時、半時沒有找到心目中的明師，無形中也得到了更深的理念。不懂得尊師重道、虛心聽話的人，往往到最後不是練不出什麼名堂，就是半途而廢。所以，我們除了自己要培養正確觀念之外，更要呼籲其他人，用正確的觀念去處理所有的問題；從最好的理念，就能推展出最好的結果！

百病於情，情輕病輕

中國人的養生觀有這麼一句話，「百病於情，情輕病輕。」反過來說，「情重病也重！」我們人往往因為「情」的關係，導致氣逆，內火不能宣洩，以至於疾病叢生。所以，只要能化解「情」的問題，就整個通了。

我們講「情」，首先來探討「情緒」。許多人都有一個經驗，就是很想保持情緒穩定，但是碰到事情，節骨眼上還是耐不住，一把火就冒上來了。有時也會痛定思痛，告訴自己下回再也不鬧情緒、不發脾氣，可是下一回碰到一件雞毛蒜皮的事，情緒還是上來，發起一頓無名火。有時候自己也不明白是怎麼回事，只覺得心有餘而力不足。

任何情緒的波動，尤其像生悶氣、發脾氣、傷心、難過等等這些負面的情緒，都會影響身體的作用，對生病的人更是如此。所以，一個人生病了，要把「情」字先放下，特別在修養上下功夫，緩下來，重新開始。要不然，情緒氾濫就容易傷身。

除了情緒之外，大部分生病的人都有很多「情結」。我經常告訴學生，我們面對事情，一個就是責任，一個就是義務。這一生中，能夠把義務盡完，把該負的責任負完，就夠了，不要靠情結去處理事情。如果有太多的情結，有的時候會忘了該負的責任，疏忽該盡的義務，甚至於有時候明明是希望對方好，卻反而把對方給傷害了，或是耽誤了。

為什麼我們人需要「修」呢？「修」就是要把情結修掉。負該負的責任，盡該盡的義務，盡完了就算！還沒盡完？再繼續盡，沒有其他的情結。

很多人一輩子在人情世故上打轉，總覺得自己在盡很大的責任，覺得自己是對的，是好的，是善良的。可是當我們問他，「你感覺到快樂嗎？」說不出來。「你感覺到幸福嗎？」說不出來。「你感覺到滿足嗎？」說不出來。最後我們再問他，「你到底盡的是什麼責任？是全責還是偏頗的責任？是用正念還是偏見在想問題？」他還是說不出來。

人的病差不多都跟情感息息相關，病重的人情重，病輕的人情輕，病與情，經常是分不開的。所以我們不管做什麼，吃、喝、玩、樂都好，這裡頭要有一個感覺，就是要淡泊一點，才能細水長流。有時，來得快的東西去得也快，很少有來得快還能夠掌握到永恆的。天下的事情就是這麼一回事！

人都會有情結，但是我們不能被情結牽絆，牽絆到後來，解不開結，就會自以為是，永遠以為自己是對的，到頭來，還是不知道自己在幹什麼，總覺得自己心有餘而力不足。我們要懂得去化解情結，先不要看自己對在什麼地方，永遠先反省自己錯在什麼地方，而後趕緊改善，才能真的「心有餘」而「力能達」。

掌握病因以改變結果

有個學生的媽媽生了重病，他希望媽媽來練功，可是媽媽覺得體力差，練功的意願不強，反而聽從朋友的建議，今天試試這個偏方，明天試試那個營養食品，投入許多的金錢與時間，可是到最後，人還是走了，令人感到遺憾。

其實，一個人會生病，並不只是身體的問題，如果我們沒有掌握到生病的原因，很難真正治好我們的病。

人所有的毛病，都是一點一滴累積而成的。就好像一條水溝，我們每天去清理，它就能保持暢通；若是好一陣子不去清理，它就堵住了。當它堵住時，我們只好拿東西去通它，但是，如果很久沒通，通不了了，只好用化學藥劑去燒它了。這種要用化學物品去燒的東西，長在身體裡面，就是癌了。

遇到任何問題，我們要去想一想，當初是怎麼回事？這就是因果，也就是要去注意那個「因」，而不是只看到這個「果」。以水溝為例，水溝堵到最後，我們不去思考為什麼水溝會堵住，而只是關心「堵」的現象，於是倒進化學藥品去通它，結果就發生腐蝕現象，於是形成更深的破壞與污染，產生環保問題。

就好比我們的身體，當它出現問題時，我們就去吃藥、打針、做化學治療，這也是破壞，破壞了我們的身體。

其實，我們這時候應該注意的是，當初為什麼會造成這個現象，也就是「因」，去掌握「因」，改變「因」，才能徹底解決問題。如果只是在「果」上去著意，挖東牆補西牆，到最後也只是疲於奔命，無法真正解決問題。

當一個人生病的時候，就是該停下來了！一方面要好好的自我反省，找出那個「因」，一方面是應該好好的休息。因為人會生病，幾乎都是累出來的，如果還不休息，豈不是自找麻煩！

另外要注意的是修養。人生病的時候，不要胡思亂想。但是如何才能夠不胡思亂想？很難！尤其越是病的時候，越不容易。所以，我們要追尋形而上的東西。但是，什麼是形而上的呢？譬如靜坐與讀書。我們應該養成靜坐的習慣，不管怎麼坐都可以，目的只是讓自己穩穩的、靜靜的、安心的、無私的、無邪的坐在那裡。另外，看書就要看有智慧的書，那些譁眾取寵的書就可以不用看了，免得越看越是人心惶惶，最後只會把人給看笨了。

追求形而上、天真純粹的精神力，可以讓我們的腦子摒絕紛雜的念頭，使人瞬間提昇。當我們的靈魂不斷提昇的時候，我們的身體狀況自然也會一步步地好起來。

還有更重要的，就是練功。練功可以強化身體的免疫功能，製造抗體。而且，只要不斷練習，就可以累積更大的力量，讓好的繼續好下去，讓萎縮的能夠再生，讓中毒的自動化解，最後，身心靈都更加乾淨清明。天下沒有治不好的病，只看自己願不願意好起來。要想真正改變「因」，練功才是釜底抽薪的方法！

素食乃養生天機

有些重症的朋友來練功，我告訴他們，「你只要吃素，就省了一半事，減了一半病痛，如果再加上鍛鍊，等於就已經沒病了！」但是有的人就是不相信。甚至有些家人會想，「反正他想吃，就給他吃點肉吧！都已經到了這個地步了！」其實，如果我們真的愛他、想幫他，就要用正確的方法，而不是用自己的想法。

素食為什麼能夠減輕人的病情？第一，從身體來講，素食不會造成循環系統的負擔及阻塞；第二，從心理來講，素食可以培養德操，它不但養生，還養德。所以，許多人一改成素食，身心的感覺馬上就不一樣了；還有一些人是經過鍛鍊，練到德行增長，自然就想素食了。

可是又有人問，「您不是說吃素就可以讓病好一半嗎？為什麼我吃素那麼多年了，還會得癌症呢？」這原因在於有些人吃素並不是發自內心的仁人愛物的精神，而是迷信吃素；而且吃素還偏食，甚至不但偏食，心情還不愉快！迷信素食是不行的。

吃素是發自內心，因為我們珍惜萬事萬物，不輕易傷害其他的生命。它是一種「仁」的精神。秉持仁者精神而吃素的人，不會出問題。但如果只是迷信、依賴、恐懼，又缺乏身體鍛鍊的素食，結果是截然不同的。

很多人擔心吃素營養不夠，其實，植物裡什麼營養都有，只要不偏食就不會營養不夠。一般來說，素食的三大主食是豆類、果類和蔬菜類。這三樣一定要配合。比方說，光吃蔬菜類、不吃豆子與果類的人，體能與集中力就會比較差；光吃果類、不吃蔬菜和豆類的人，體內容易蓄積陰涼的東西，當身體過於陰涼、缺乏熱能時，就可能缺乏勁力。而那些光吃豆類的人，最好能了解豆類養分的吸收，得靠果蔬類去協助，因此缺乏果蔬，豆子容易沉澱，不易排出，也不易吸收。所以豆類、果類和蔬菜類，三種都要均衡攝取。

此外，我們每天的飲食要配合五種顏色——青、赤、黃、白、黑，均衡的攝取。青就是綠色食物，比如綠色菜葉、青豆等；赤就是紅色食物，比如紅蘿蔔、紅椒、蕃茄等；黃就是黃色食物，比如玉蜀黍、黃豆、南瓜等；白就是白色食物，比如豆漿、米飯、松仁、豆腐等；黑就是黑色食物，比如海帶、芝麻、黑豆等。如果有時覺得熱量不足，可以多吃一點堅果類補充熱量。五色協調，就能營養均衡，這是非常簡單的素食法門。

吃素還有一個極大的好處，就是讓身體有更好的解毒能力。所以，完全吃素且配合練功的人，化解及排除毒素的能力，會比一般葷食的人好得多。就以動物為例，大象是素食的，他的解毒功能比老虎和獅子好得多，壽命也比較長。由此，我們可以知道，生病的人更應該素食，因為素食實在是養生的天機啊！

藥補不如食補，食補不如功補

很多人來練功之前，有吃藥或進補的習慣，他們會問我，「這個食補跟吃藥的習慣，是不是可以放掉，還是可以同時並存？」

所謂「藥補不如食補，食補不如功補」。如果想把身體弄好，一定要把吃藥或吃補品的習慣好好的調整，能慢慢少吃，或者可儘量不吃。有些人聽到就很害怕，心裡想「我吃藥、吃補吃了一輩子，那我還是不要練功好了！」其實，大家不用擔心，練功的妙處就是，很多不該有的習慣，它自然而然的就斷了。因為我們經過鍛鍊，身心漸趨淨化，自然會知道什麼是該吃的，什麼是不該吃的；什麼是該做的，什麼是不該做的。

有些重症患者，因為服用的藥性很猛，所以，練功的時間一定要夠，每天至少練三個小時是絕對必要的，而且一定要專心，這樣子才能鍛鍊出對身體的信心。慢慢的，自己就能感受到，什麼時候藥量可以減少，甚至於就不用吃藥了。

再則，為什麼我們說最好不要養成食補或藥補的習慣呢？比方說一個人還在成長期，他吃什麼都補，可是當他的成長期過了，補多了反而成害。所以我們不要依賴「補」，而是好好練功。尤其是重症者，基本上以不吃補藥為原則。因為他們的體內有細菌，吃補會壯大這些細菌。所以生重病的人，不但不能補，反而要少食。就算要吃補，也一定不能吃酸性的葷食。

當一個人生病的時候，首先就是胃口不好，所以少食是一種「修養」的法則。只要有練功，吃得少也不必害怕營養不良。少動都可以，但是千萬不能多吃。

除了少食，還要細嚼慢嚥，並且要熟食。因為熟食容易吸收、消化，而且不會有寄生物。除了食物之外，喝水的學問也很大，要注意水分不能過多，但也不能沒有。不要渴了就猛灌，尤其是有病的人，水分太多並非好事。所以，生病的朋友，如果想要調養好自己的身體，一定要改變飲食習慣，而且要勤勞練功。練功有一個訣竅：以十分鐘為一個循環，每次練功從一個循環到三個循環為基礎，就能有所體會了。

中國醫學的高明之處在於它不是去治我們人的不好，而是探討如何「息過舉才」。也就是讓壞的地方能夠停息，讓好的地方能盡情發展。有一次，一位學生問我，「為什麼我已經來練功了，還會覺得不對勁？」我請他自己想一想，於是他自己就說了，「因為我沒有好好的練啊！」確實，一個人若沒有落實鍛鍊，如何能對勁呢？我們一定要自己先下功夫，才能「息過舉才」。如此一來，不論身體有任何狀況，通通都是可以調理好的。

有容乃易，否極泰來

有一位學生的父親得了癌症，他勸父親吃素、練功，父親在他的懇求下也開始照做，一段時間之後，父親的狀況確實穩定下來，但是後來碰到排毒的大關卡，家人沒了信心，堅持採用其他方法，不讓他父親繼續練功。

他明知什麼對父親比較好，方法可以斟酌配合，但就是不可斷了練功；可是孤掌難鳴，只能眼睜睜的看著父親接受各種療程，被折磨到不成人形，身心皆潰，到最後，回天乏術，令他悲痛至極。然而令他更難過的是，家人對他不諒解，覺得他延誤了父親的病情，他完全無法與家人溝通觀念。到底誰誤誰呢？

還有另外一種，學生本身是患者，來練功之後，對自己的身心狀況越來越能掌握，也更有信心，自己決定一輩子好好的練功，但是遭到家人強烈反對，為了與家人溝通傷透腦筋。人與人之間的互動，在生死關頭之際，往往更見其固執。

《易經》開天闢地有兩句話——「物極必反，否極泰來」。這兩句話多麼通俗，大部分人都聽過。如果我們了解這兩句話，很多事到了節骨眼，該放或該收，自然明白，不會把自己逼到死角。凡事要心中有主，看清楚是善緣或是惡緣，而後隨著善緣走，自然運勢就會往善的地方發展。

《易經》有「四易」——交易、不易、變易、容易。這四易與我們的生活息息相關。怎麼說呢？我們從一出生開始，每天都在「交易」。小時候，我們跟父母親交易；長大一點，開始跟兄弟姊妹交易；等到上班工作了，開始跟同事、長官交易；後來結婚成家了，夫妻間也開始交易；等到生了孩子，又得跟孩子交易。不僅跟人交易，處理事情的時候，也要跟事情交易。我們的生活處處都在交易。

既然處處都是交易，總有碰到「不易」的時候。不易就是有衝突。碰到衝突，要懂得轉換；一看不對勁，要追求變化，千萬不要鑽牛角尖，否則身心兩方面都會出問題。轉換與變化就是「變易」。變易的目的，是讓它「容易」。

如果我們想讓事情容易，必需先「容」而後才能「易」，有容乃易。「容」所蘊含的意思就是包容、融洽。不管遇到什麼難以溝通的事情，我們必需秉持著誠心誠意，盡情的與對方協調。如此，才能處處出現容易。

人在不同時期，身心都要經過轉換。每一次的轉換都是突破的機會，所謂「危機就是轉機」，只要勇於突破，通過轉換的過程，我們的身體機能與思想領域都會得到提昇。因此，我們要把生病當成一種福氣，遇到身心的瓶頸，把它當成學習的機會。千萬不要逃避，逃避只會讓問題更加嚴重。勇敢面對，終究會發現何為「容易」，也就能「因病得福」了！

「生」習「珍」，「死」惜「恩」

有一個罹患癌症的朋友來我們這裡學習，他在家裡覺得很萎靡，來道場卻會很歡喜，因為道場練功的人多，形成一股好的磁場。所以他每天都來，不但精神變好了，人也越來越開心。有一次，我問他，「你以前是不是很不愛惜自己？」他點點頭承認。我就告訴他，「你不管生什麼病，要先學習如何愛惜自己。」

我們不管是生，還是死，都是要學習的。在「生」這一方面，要學習什麼呢？就是要懂得珍惜。人與人在一起，不管是互相學習還是玩耍，甚至交朋友，都要懂得互相珍惜。一個人若不懂得珍惜，老天爺就會用離、死、別，這一個又一個的關卡讓我們去感受，去突破。所以，我們在生的時候，要珍惜所擁有的一切。

人與人之間的互動就跟做生意一樣，要懂得「生意相惜」。「生」就是一念生，念念生；而「意」就是念頭。如果大家都能夠想，我生你也生，這樣良好的循環就可以帶動正面的力量了。

「死」讓我們學習什麼呢？就是報恩。意思是說，別人對我們好，我們一定要感恩圖報；別人對我們不好，我們還是要感恩，因為對方讓我們得到了教訓，使我們得以學習成長。當我們能夠處處用學習的心境去面對，心裡就不會有怨，這種胸懷，不但能夠讓自己生，還能夠讓整個社會得救。

我們活著的時候，要盡力掌握每一個當下。如此，當我們面對死亡的時候，才能心安理得。有些人提到死，蠻不在乎，心裡想，「有生就有死，沒有關係，反正二十年後又是一條好漢！」可是這裡面有個學問，我們為什麼死？因為什麼而死？是怎麼個死法？這些都是很重要的。要死得其所，下回才能生得其所。要不然的話，等於沒有通過考驗。

譬如一個中風的人，如果他不珍惜自己的生命，沒有努力去挽救這個中風的狀況，他來生還要再中風，因為他沒有通過考驗。我們生而為人，就是來接受考驗的，我們要愛惜自己、珍惜別人，這種平等性一出現，這世界就生生不息了。

生老病死是自然現象，也是學習的過程，不需要恐懼或逃避。很多人用盡了辦法就是要多活幾年，而更多人在面對親人死亡的時候，慌慌張張不知所措。甚至有些人本來在家裡可以穩穩當當的走了，往往又被送去急救，整得七葷八素，反而魂魄無法安定。其實，人只要好好的修持自己，生的時候，互相珍惜，這個精神就能永生不滅。等到要走的時候，自然就好好的走，到另一個空間繼續學習。懂得這些道理，人生自然就朝向更圓滿的方向發展了！

人生的功課——悲歡離合

有個人生病老是不好，跟他一談起來，發現他開口閉口，怨天尤人。人一旦有怨，就會累積恨意，恨意一積壓，病就不容易好。所以，不管是大病、小病，心理建設非常重要，特別要懂得在「悲」「歡」「離」「合」上面下功夫。

「悲」就是悲憫心。我們不能老是原諒自己，要學習去原諒別人。如果我們經常看到別人不好的一面，要反省自己可能也有這種現象，但是往往因為發現別人的缺點，於是就原諒了自己的缺點。還有一種是，本來非常不能原諒別人，但是因為發現自己也有這個情形，也就一笑置之了，這也是不對。如果要讓自己的病痛徹底好起來，一定要生起悲憫心。一來以悲憫心去體諒別人，二來悲憫心讓我們心生慚愧，有所醒悟。如此一來，悲憫心就能讓我們的病一下子好轉。

「歡」就是歡喜心，也就是寬心。常保寬心不易生病。當我們病了，用歡心、寬心去暗示它，希望它好起來，它自然的就好起來了！這就是心理學。不管遇到什麼事情，如果是好的，我們要很樂觀的讓它繼續好下去；如果是不好的，還是保持著歡喜心，樂見其經驗。當我們不斷的在經驗上感受的時候，它自然還是成了。就算這過程中有折磨，我們還是要保持寬心與悲憫心，去想想，自己這種情形也有可能發生在別人身上，要互相勉勵，同病相憐。這種感覺一出現，就會產生很大的精神力量。

什麼是「離」？越害怕離，終究還是要離。人生的際遇非常微妙，我們越不想得到的，往往就是會來；越想得到的，它還不一定會來。當該離的時候，我們拚命想守住，許多的共業要一起去受。唯有保持不即不離，才能夠長久的不離；如果一直不想離，最後不是太即，就是太離。有時候順著緣走，該離的時候就離吧！如果不該離，自然就不會離。

「離」還有另外一個意境。當我們生病了，或是遇到困難的時候，心裡不能有怨，只要去思考一件事情——離什麼？痛定思痛，靜下來反省：我是不是看多了、聞多了、聽多了、得多了等等。如果是，每樣都離一點，就舒坦了。這麼一想，病就好了一半，再經修養，病就全好了！

什麼是「合」？真正要「合」，就要先懂得「悲」「歡」「離」。能做到這三者，自然就走向「合」的領域。就像車子的離合器，不離怎麼「合」？「合」了以後，自然懂得怎麼去離。但是，這裡面有個學問，很多事情我們要能自主，懂得掌握時機，不是什麼都被牽著鼻子走。有如汽車的離合器，它基本上是操縱在我們的掌握之中，如果它是被外在的東西所掌握的話，就不行了。

一個人如果真的懂得「悲」「歡」「離」，就可以從中領略到「和」的意境。所謂「合者和也，不和則不合。」不懂得和氣，怎麼合而為一？我們的身體也是一樣，唯有心平氣和，才能身心合一。當我們身心合一之後，無論是處理外在事物，或是與人協調，都能夠更加順利圓滿。

常保喜悅，一切順利

記得有一次去演講，有人問我，怎麼樣才能夠中樂透？我一聽覺得很有趣，竟然還有這種人，不問我怎麼練氣，而是問我能不能中樂透！

我就回問他：「你平常快不快樂？」他說：「我又沒中樂透，哪來的快樂啊？」於是我就講了一句話，「那你錯了！這個樂透啊，是獻給那個快樂的人。」

每個人都想得到健康、快樂、幸福、圓滿，可是就是不怎麼快樂，非得等到有了這些以後，才會覺得快樂。於是這一輩子，就在那兒起起伏伏，始終沒有真正的快樂過，也始終就沒有真正的得到所要的一切。所以，如果我們今天真的想要擁有一個圓滿的人生，首先就要能夠常保喜悅，在「樂」上下功夫。

我每次與人見面，習慣祝福別人「一切順利！」結果我發現，很多人真的越來越順利；而且，因為我每一次碰到人，都以「一切順利」來祝福對方，回過頭來，自己也跟著一起順利。這感覺非常的美好！

人的口頭禪就像咒語一樣。很多人常說：「糟啦！完啦！慘啦！我不行啦！」本來是一句口頭禪，慢慢地就像催眠、命令一樣，深入到自己的腦神經、潛意識裡，從假象變成真象，從虛幻進入實際。

舉個例子，有一位母親很喜歡胡思亂想，每次孩子一出門，她就開始想，萬一他被腳踏車碰到怎麼辦？然後下回她就想，萬一他被小轎車碰上怎麼辦？後來越想車子越大，想到最後想成大卡車，好像這孩子不被碰一下，她心裡不舒服似的。結果孩子最後真的被車撞了！當然沒有一個媽媽希望孩子發生不幸的事情，可是人很奇怪，雖然百分之百都希望事事往好裡走，可是卻十之八九，老往很多不好的地方去想，於是「萬一」就出現了。所以這一生中，每個人都在跟自己打仗。所以，我們要處處往好的地方想，就算不小心想到壞的地方，還是要轉換成好的一面。

有許多人，心裡面老是在犯嘀咕，老怪別人不對勁。如果我們回過頭來想一想，先從自己的心順了，自己對勁了，別人才有可能對勁。我們常講「順來順隨、逆來順受」，如果真能領略到這個「順」的功夫，自然外在的環境，都會隨之而改變。

一個不順心的人，在行動上就已經不順了，所以走到哪裡都覺得不怎麼順。但是，一個內在能夠順心的人，他走到哪裡都會順，甚至於順到什麼程度呢？當他到了一個環境，感覺氣氛不對，馬上內心可以轉換，接著再練幾個平甩，立刻連環境都被改變了，這才是真正高明的人！

所以，我們練功要練到什麼程度？就是要練到自己能夠改變環境，而不是讓環境不斷的影響我們自己。如此才真的能夠「一切順利！」

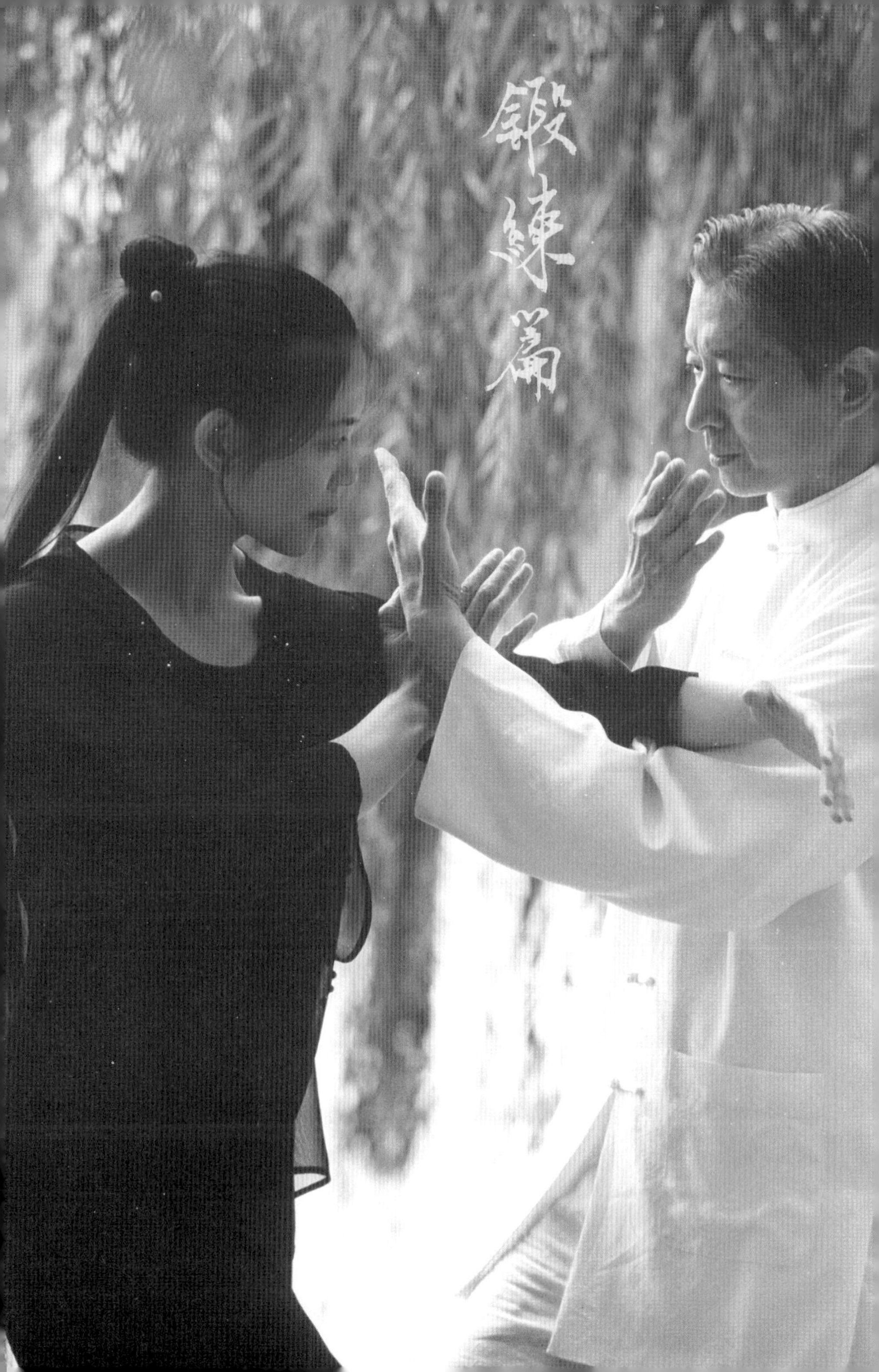
鍛鍊篇

平易近人的平甩功

有一次我上廣播節目的時候，有位聽眾朋友來信提到，他之前練過一種甩手功，有很多口訣，聽起來好像很容易做到，但真的練起來卻感覺很困難。他想知道這種甩手功與我們所教的「平甩功」有什麼不一樣。

其實甩手功在好幾年前就已經流行了，但是有的甩手功女性生理期不能練；有的甩手功孩子太小不能上手，也不能練；有的則是年紀太大，關節比較硬化的時候，也不太能練。所以，我經過很長一段時間的研究，將甩手的方式更簡單化了。

也就是說，練習梅門的平甩功時，不用太刻意去注意這些小節，但是又能夠掌握整個大體，讓大家在很輕鬆的甩動中就能夠達到效果，而且男女老少咸宜，這個是我們的用心。

所以我在數年前寫出一本有關「平甩功」的小手冊，將它的源由、練習方式、鍛鍊效果、注意事項、修煉層次等鉅細靡遺的剖析出來，不管是從外表還是內在，統統講得清清楚楚，明明白白。這本小冊子叫做《平甩的奇蹟》。

為什麼叫奇蹟？因為很多人有奇奇怪怪的毛病，包括身體的病、還有心理的病，但是經過「平甩功」的鍛鍊，都甩好了！甚至有癌症末期的患者，也是靠練這個「平甩功」，甩出了健康！還有一位罹患糖尿病幾乎失明的太太，也是因為認真練習「平甩功」，最後竟然讓視網膜再生！連她的醫生都說「從來沒遇過這種事」。並且就連棘手的心病憂鬱症、躁鬱症等等，也都甩出了心胸開闊。

類似如此的實例不勝枚舉。

當時，我們發心把這本小冊子發展出來，短短一年之間，已經有超過十萬人來索取這本小手冊，而且我們所得到的迴響令人振奮。於是我想，如果這個世界上有這麼多人心想求得健康，那麼我們更要謹慎傳之。希望藉由此書，引導所有練過及尚未練過的朋友們，能夠在鍛鍊「平甩功」時，更深入心法的部分，幫助大家更上一層樓，在身心的潛移默化中，人人得到平安與健康。

梅門平甩助防疫

平甩功的由來與特點

我們的「平甩功」，主要在「平」的意境上多下功夫。「平甩功」能讓氣血到達四肢末梢，排出不潔之氣。而且基於十指連心的道理，氣血會回流循環到五臟六腑，使全身氣脈暢通，筋骨鬆開，使全身靈活、有彈性。這個功法學起來很簡單，而且經過持恆鍛鍊，可以改善各種身心病症。這個看似平凡的功法，卻可以練出不凡的效果。

許多的甩手功有練習的禁忌，而且不是什麼人都適合練習。但是我們的「平甩功」不同。它乃是經過梅門多年的體證，屬細水長流型。在動作上講究寧可慢不要快，練的時候全身放鬆，手自然擺動；但雖說是放鬆，又鬆中有動，而非完全的靜止；動中又有鬆，也非用力的動態，所以是一種很細緻的運動，而且陰陽調和、剛柔並濟。此外，練習時只要呼吸自然就好，所以非常適合普傳。因此，所有愛好修行、養生、氣功、導引術的人，都應首先學習「平甩功」。

「平甩功」具備幾項特點：

- 只需要方圓場地即可練習。
- 簡單易學，調和陰陽，不會走火岔氣。
- 容易進入身心平穩的狀態，可提高鍛鍊者的學習興趣。
- 練後立即見效，可達循環、排毒、補充與平衡的效果，讓人倍覺可貴。
- 因為簡單，所以容易養成每日練功的習慣，此為學習任何功夫的基本條件。

● 在修行過程中遇到瓶頸時，平心靜氣、輕鬆平衡的甩，「平甩功」可助一臂之力，突破障礙。

● 想要達到身心合一、萬法歸一的境界，也可靠「平甩功」來引導。

● 若想永遠保持健康的身心，試試天天平甩不間斷。

平甩功

一、平甩功的鍛鍊

動作說明：

1. 雙腳與肩同寬，平行站立。

2. 雙手舉至胸前，與地面平行，掌心朝下。（圖一）

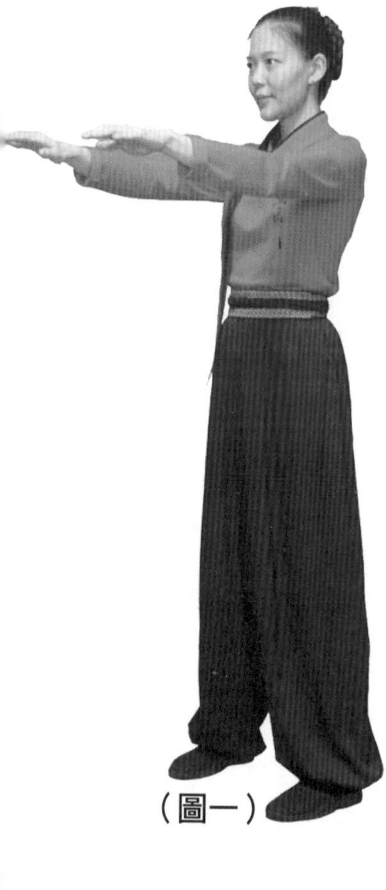

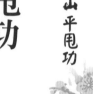

（圖一）

3. 兩手前後自然甩動，保持輕鬆，不要刻意用力。（圖二）

4. 甩到第五下時，微微屈膝一蹲，輕鬆的彈兩下。（圖三）

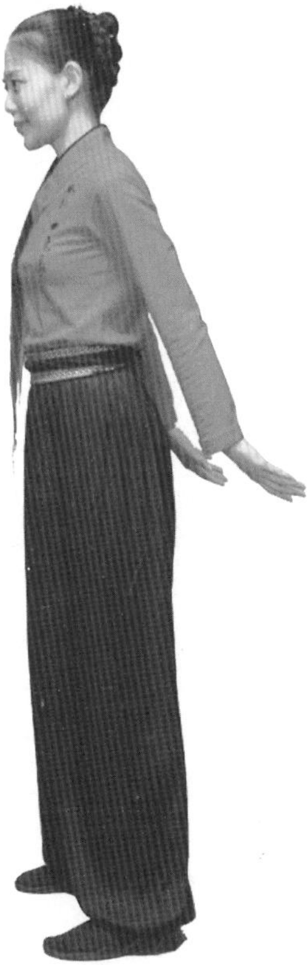

（圖二）

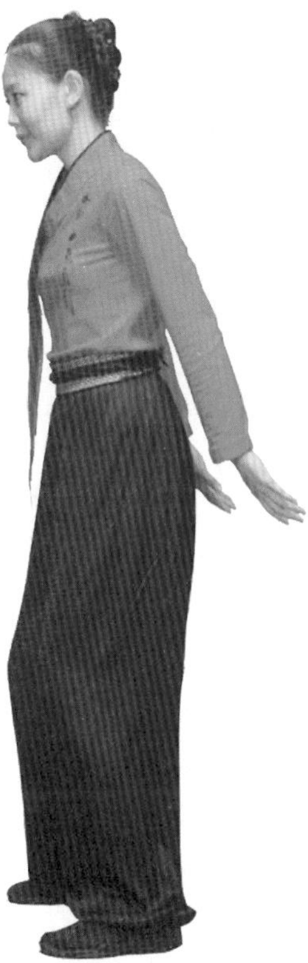

（圖三）

練習原則：

1. 一開始就要培養一種心境：不取巧、不求快、不貪功。
2. 腳踏實地，呼吸自然。
3. 雙手在前面始終擺平，微微舒指，高度不過肩。
4. 身形中正，左右平衡。
5. 蹲的時候，保持膝蓋彈性，視個人放鬆狀況，可高蹲亦可低蹲。
6. 速度和緩，保持規律。
7. 每回至少甩十分鐘（約五百下），一日甩三回。若能一次持續甩到三十分鐘以上，效果更好。
8. 練完之後，慢慢喝杯溫開水，更有助氣血循環、氣機穩定。

二、平甩功的反應：

剛開始練習「平甩功」，可能會出現「痠、痛、痲、癢、脹」這五種排毒效應的感受。我們稱之為「五感」。但是鍛鍊一段時間之後，因個人身體狀況不同，會產生更深入的反應現象，我們會個別輔導，在此不多作詳述，以免讓大家產生不必要的心理暗示作用。

● 「痠」：平甩時，在關節、腰部、頸部、背部、手或胳臂產生痠的現象，多是因為平時累積勞累的緣故。一個人若是長期過勞或緊張，會造成元氣受損，抗體也會相對減弱。透過平甩，可以很快的把這種累積甩掉。

● 「痛」：出現痛感，是因為累積太久，以至於某些部位已經全然不通或幾乎已經不通了。沒有鍛鍊的人，在一般循環下，每次氣血循環到那些不通的地方，就會自動躲開，久而久之，就形成了阻礙，於是礙久成「癌」。「礙」有兩種現象，一種是身體的堵塞，一種是心理的掛礙。身體和心理的阻礙，必需相提並論來調整，才能更見其功。但是如果沒有正確的功法加上持恆的練習，就經常會有力不從心的現象。

●「痲」：痲的現象有兩種。一種是在打通的過程中，遇到原本有阻礙的地方，因為氣不斷的去通它，所以產生了痠痲的感覺，這是可喜的現象。因為如果沒有去疏通這些有阻礙的地方，它就會堵住，堵到最後，就會變痛了。另外一種則是「痲木不仁」。意思就是每次氣經過某個地方，感覺好像那裡空了一塊，似乎沒有任何東西可以經過，這種現象相當危險。因為氣血若是不能通過，就會變成瘀血，瘀血久了，就會腐壞，腐壞久了，若碰到細菌感染，也容易變成「癌」。

●「癢」：甩手時感覺到「癢」，是因為氣到了！這種癢，不是外面有蟲子在爬的癢，而是完全從裡面發展出來的癢，搔也搔不到癢處的癢，這是可喜的現象，表示功有練進去了。

●「脹」：脹的感覺通常出現在身體的末梢，這表示回流不夠好。身體若是不暢通，心就不暢通。身暢而後心暢，心暢而後身更暢，身心是相互輝映的。一般人身體出了毛病，很少能繼續保持心情愉快；情緒低落，也會造成生命力降低，抗體衰弱，免疫功能消失的現象。但是只要持恆的平甩，就可以改善回流欠佳的現象，使得身心舒暢。

三、平甩功的調整

任何功法都不能練老。在練「平甩功」的過程中，我們要時時反觀內省，藉由一些角度來自我檢查、自我調整：

1. 注意兩腳是否平行，身體是否平衡。
2. 注意呼吸是否始終保持內外平衡，逐漸去領會生生不息的韻律感。
3. 注意是否練出氣達末梢的感覺，如此才能跟五臟六腑相互輝映。
4. 注意從練功所產生的「五感」，去仔細體會我們身體的健康程度。
5. 注意速度，避免越甩越快，才能形成一定的慣性，不使氣機浮躁，使精神系統和神經系統達到最完美的協調。

每一個人只要用心練習，光是平甩這一個動作，就可以讓我們做到自我檢查、同時調整身心狀態的效果。同時，平甩也會強化我們的抗體和免疫功能，提昇我們的健康狀況，讓我們在面對任何病痛的侵擾之時，內心篤定，信心更加鞏固。

四、平甩功的效果：

甩五百下大約十分鐘，第一個十分鐘可以達到渾身的循環，第二個十分鐘開始進入我們身體過勞之處，第三個十分鐘開始調整病灶，達到以柔克剛的境界。

平甩時，因為放輕鬆，保持四平八穩，全身上下不用力，自然而然可練出韌性和彈性，體會「在有力中無力」、「在無力中有力」的意境。

平甩的屈膝動作，非刻意負重與用力，要保持輕鬆，因此長期鍛鍊之後，膝蓋會更靈活有勁、不老化，甚至退化的關節也會活化開來。

每甩第五下蹲一蹲，鬆中帶沉，一沉到底，讓人不會心浮氣躁，也不會因為不斷地動而變得身體緊張。這個規律性，使人動靜合一，自然集中，日久漸能進入高妙的神定狀態。

整體來講，十指充滿而後感傳，由感傳而循環，因此，五臟六腑很容易得到滋養，甚至受損的臟腑也會得到修復。即使是年紀大的人，只要用心鍛練，就可以消除許多老毛病和老人病，達到一通百通的效果。

五、問題與解答

問：要練多久，身體才會有明顯提昇的感覺？

答：這裡面有個小學問，氣功不論好壞，只要了解其理論基礎，每個人都能夠把氣功練得很好。有句話說：「每日十分鐘，十年不得了」。不管是有沒有時間，或是自己很懶惰，只要每天能夠花十分鐘，就能夠見效。不管是運動、氣功、打拳，最重要的目的就是循環，循環一好，其他的緊接著就好起來了；如果循環不好，其他的都不用說了。所以能夠每天持續不斷，在睡眠前後練二十分鐘到半個小時，保證會有意想不到的效果。

問：有沒有速成的練功法？

答：其實說穿了，要講速成也有。什麼叫速成？我現在告訴您正確的方法，您二話不說，馬上練！這就是速成！

問：可不可以照書練或看著錄影帶練？

答：看書或看錄影帶，都是學習的一種方式。但前提必須是慎選好的師父、明瞭正確的練功觀念。而且，長久學習之計，還是在於口傳心授、心領神會。因為每個人有不同的個性、體質和健康狀態，只要鍛鍊得法，大多會有相當程度的汰換與排毒反應，一位明白的師父，可以讓我們不走冤枉路。這也就是為何梅門在慎重考量之下，於傳承數十年之後，首次以最詳盡的心法與功法的介紹，慎選這簡單易學、人人可練的「平甩功」，來作為方便各界學習之法門！目的就是希望大家多多珍惜，好好鍛鍊，使之成為終身學習的良方。將來若有機緣，加入梅門，拜師虛心學習，更可發揮共修的力量，不斷的精進與成長。

問：飯後多久才可以開始練功？

答：空肚子練的效果當然是最好，尤其初學者盡量不要肚子飽飽的就練。但是，「平甩功」是一個平和的功法，練了一段時日有相當火候之後，就是吃飽了也可以練習，反而會幫助消化。平日練功掌握一個原則——有時間就練，隨時隨地都可練。

問：孕婦、老人可不可以練？

答：我們的「平甩功」與一般公園所見的甩手，有很大的不同。我們不要求用力甩動，也沒有腳內扣、腳拔地等這些規定，而是講究完全放鬆，以自然的方式練出自己的體證，因此任何年齡層、無分男女老幼，都可以練習。但是身體有特殊狀況的人需要個別輔導，必須事先照會，讓我們做更貼切的指導。

問：「平甩功」與一般運動有什麼不同？

答：一般的運動，像跑步、健身等，為的就是要流汗、要消耗。所以它基本上都是消耗性的，而且只運動到外在的筋骨與肌肉，不易深入五臟六腑。此外，運動時多半需要使力，全身肌肉緊繃，而非放鬆，稍有不慎就容易造成運動傷害。「平甩功」練習時全身放鬆，因十指連心之理，很快就能氣達末梢；又因微蹲兩下，可使氣沉至腳底；再加上慣性的擺動，使氣血能夠回流五臟六腑，不但刺激到頭部，還能按摩臟腑，達到全身氣血暢通的作用。「平甩功」讓我們在平衡、規律的擺動之下，達到身心合一的境地，這是一般運動所達不到的效果。

問：平甩的時候發現左右不平衡要怎麼辦？

答：左右如果有不平衡的問題，是「筋」與「骨」的問題，要用「心」協助有障礙的一邊，以強的去遷就比較弱的那邊。一般來講，每個人的左邊跟右邊都不太一樣；有的人就是右腳比較笨，左腳比較靈活；有的人就是右手比較笨，左手比較靈活，大家差不多都有一點「半身不遂」。如果我們沒有鍛鍊，在功法上規律的去製造一個永恆的良性循環，它就會一直累積掛礙，到最後，就變成真正的半身不遂了！

問：平甩時為什麼有時會感到一邊熱、一邊涼？

答：這個現象與個人體質有關，有時也跟時辰有關。氣運行到哪邊的經絡，那一邊就會特別有感覺。所以當我們在學習的過程中，一邊涼、一邊熱，或者局部涼、局部熱，或者腰部以下涼、以上熱，各種情況都會有，因人而異。這時，維持平常心，繼續甩下去，不必特別在意，慢慢甩通了，就能兩邊平衡一貫。

問：練功之後，飲食習慣如何搭配更有效？

答：練功之後，飲食以清淡為宜，盡量少吃肉，若能素食最佳。因為多食葷腥，氣易混濁，反而必需花更多鍛鍊時間去排濁氣。

問：練平甩會不會走火入魔？

答：平穩的甩動，只要形成慣性，就可帶動氣血的循環，而且因為秉持規律的節奏，使之動中有靜、靜中有動，在動靜兼顧之下，人自然集中，集中到最後，即進入最高妙的安定狀態，因此不會走火入魔，是可以鍛鍊一輩子的功法。

坐式平甩功

一、方便練習，人人可甩

有一回，一位坐輪椅的學生告訴我，他之前就很想學氣功，可是去了好多地方，人家都說他站不起來，所以不能練。直到來了我們這裡，總算得償夙願。不但可以練，練了半年之後，雙腿長了力氣，居然可以從輪椅上走出來，甚至還能表演劈腿！令人嘖嘖稱奇。

我們為什麼會設計「坐式平甩功」？目的就是讓那些站不起來的人，像是肢體殘障者、年長者、膝關節退化者、還有一些坐在那兒懶得起來的人等等，也能夠鍛鍊，而且希望藉由這個「平甩功」，讓他們將來有一天可以站起來。

除此之外，有一些上班族，空間、環境不許可他們站起來練習，「坐式平甩功」讓他們就算是坐著，也可以動兩下。還有一些人，老是說自己沒有時間，我們這個功法就是儘可能的讓大家沒有藉口。

我們推廣平甩功的目的，就是希望大家都能過得健健康康。許多重症患者，就是靠著練習「平甩功」，讓他們從站不起來，一直到能站。但是，罹患重症的朋友，如果想要真正的好起來，一定要做到三點：第一、練功。第二、吃素。第三、發願。

練功為什麼這麼重要？一個人要想讓自己的身體完全好起來，一定要自己努力，絕對不能依賴別人。練功可以增加人的體力、精神力及免疫力。而且，練功所得到的體證，可以讓我們產生信念，對自己更有信心。

吃素更是祕訣。吃素一則以養生，一則以養德，可以讓我們練起功來事半功倍。而且吃素讓身體呈鹼性體質，氣血容易暢通，不容易生病；就算是生病，也容易好起來。

發願？發什麼願？一個人的身體衰弱了、病了，光在身體上下功夫是不夠的，一定要從內在去提昇人的良知與本能。如何提昇呢？就要在個人心境上去尋求突破。所以要發願，將慈悲心，公益心，與上進心發展出來。我們要學習悲憫，不是悲憫自己，而是悲憫別人，悲憫萬事萬物；我們要學習公益，不是為自己服務，而是為別人服務；我們要努力上進，不是依賴別人，依賴外物，而是靠自我的鍛鍊與努力。

很多人來練功，不多問，只是聽話的去練，練出個人的體證與感受，到最後病好了，也能夠說出一番道理來。但是很多人一開始問很多，想知道為什麼會練好，怎麼樣可以練好等等，問得鉅細靡遺。可是這種人卻往往都沒練好，因為越是喜歡問的人，越容易自以為是，即使他已經知道了所有的原理，還是始終沒有真正的相信，停留在理論上，卻不能老老實實地下功夫。

還有一些人，明明是靠練功把病練好的，後來為了各種因素，反而忽略了練功對他的助益，讓別人在他身上大作文章，又是吃什麼營養品，又是用什麼先進科技等等，弄得五花八門，反而影響其他生病的人，讓他們搞不清楚要怎麼辦。

說實在的，當人生病的時候，本來就已經六神無主，我們更要肯定的讓大家明白，什麼是根本，什麼是輔助。根本就是好好練功，練就一個自信堅強的完整個體，而不是東一頭、西一頭，如此不但浪費許多時間與金錢，也讓自己分了心，降低病好的機率了。所以，一個智慧的人，要懂得什麼是不改初衷。

一個人的精神領域所產生出來的力量，能夠創造奇蹟。所以古人說話非常絕對：「練就生，不練就滅！」平甩功的高明在於：它不僅僅創造身體的健康，還可以改變人的思想領域和氣質，甚至誘發人體的潛能。這一切的可能性，唯有練了才能知道，不練永遠不會知道！

二、坐式平甩功的鍛鍊

動作說明：

1. 選擇一張沒有椅背的板凳，椅面不可過軟，高度適中，坐下時，膝蓋彎曲不超過九十度為原則。
2. 輕鬆坐定，呼吸自然。雙腳平行，與肩同寬。（圖一）

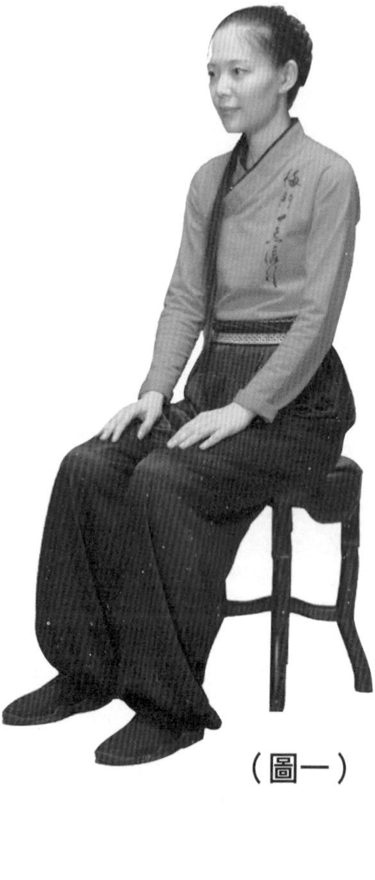

（圖一）

3. 雙手舉至胸前，與地面平行，掌心朝下。（圖二）
4. 兩手前後自然甩動，保持輕鬆，不要刻意用力。（圖三）

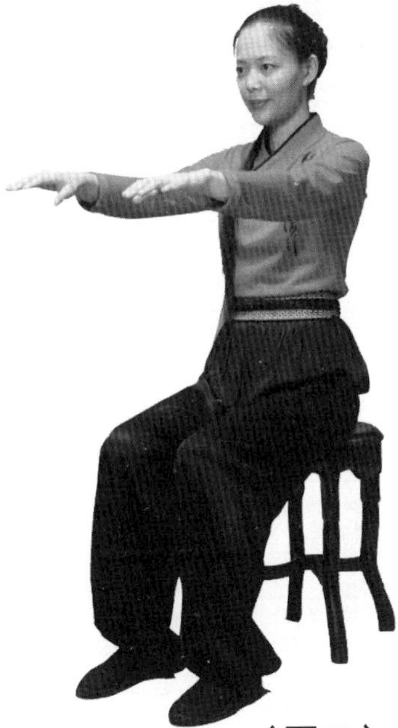

（圖二）

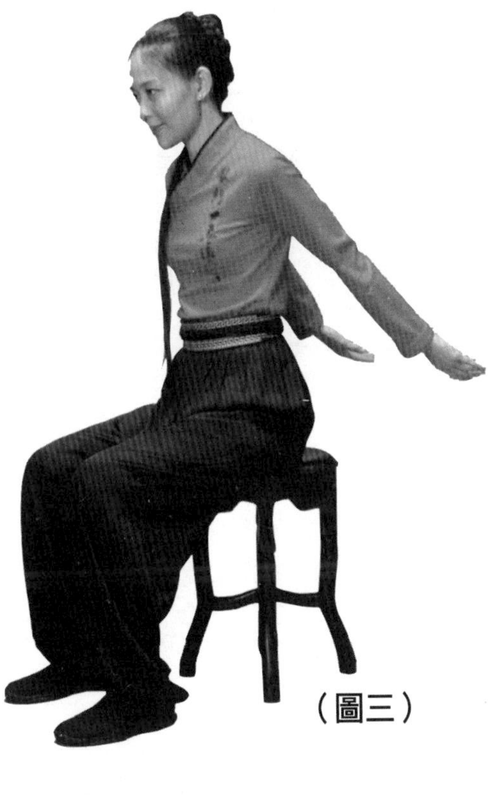

（圖三）

練習原則：

1. 一開始就要培養一種心境：是因為站不起來所以坐著甩，只要能站起來，就要站著甩。因為坐著甩要甩比較久才能達到相同的效果。
2. 身形中正，左右平衡，基本上跟站著的道理是一樣的。
3. 前甩與地面平行為主，後甩自然落下即可。
4. 速度和緩，保持規律。
5. 視個人體能狀況，五分鐘、十分鐘都成，慢慢增加時間，若能一次持續甩到三十分鐘，效果更好。
6. 練完之後，慢慢喝杯溫開水，更有助於氣血循環、穩定氣機。

三、特殊狀況問題解答

問：練平甩可以恢復體力嗎？

答：當然可以，重點是不要畏懼。沒體力的時候，可以每回先從五分鐘開始練習，而後休息一會兒，再繼續練習，可多練幾回。逐漸習慣之後，再慢慢延長每回練習的時間，練到最後，甚至體力會比原來更好。

問：剛動完手術的人如何練習？

答：平甩動作不牽動手術部位即可練習。放輕鬆的甩，動作和緩，還可以幫助傷口快速復原。

問：進行化療的過程中可以鍛鍊嗎？

答：更要練。鍛練可以加強身體循環，排除毒素，有助身體快速修復。

問：重症患者一定要素食嗎？

答：素食可以讓您練功事半功倍；葷食只會繼續壯大壞的細胞。

問：為什麼練氣功可以讓生病的人好起來？

答：只要貫徹練功、吃素、發願這三點，就會好起來。因為身體的鍛鍊能平穩心理，心的提昇，又帶動了身體的復原。良性的循環自然就可以創造健康的身心。

進階平甩功

一、出神入化的平甩功

每隔一段時間，地球就會發生一些災難，也許是人為因素，也許是大自然的反撲。可是為什麼有些人會遇到，有些人不會遇到？甚至有的人遇到了，還能僥倖逃過？大自然不斷地給我們機會，讓我們去學習反省，但是回過頭來，我們是否得到了教訓，從每個事件中得到啓示，從而在內心修為上，以及外在作為上有所調整呢？

所有的功法鍛鍊，如果我們始終只注重表象，只為了求一己的健康、個人的幸福，而忽略了心靈的成長和關心旁人的需要與幫助，難保那一天，災難不會臨到自己頭上。這也就是我們為什麼要普傳「平甩功」的一個重要原因。「平甩功」是一個絕妙法門，它可以讓我們從身體的鍛鍊，慢慢調整心理，進而改變我們的心境，修正我們的行為，使我們的人格更趨完整。

一般人練「平甩功」，一開始都是為了身體健康。我們人的身體，一日不循環，就一日容易得病。只要天天練平甩，就能每天保持循環，維持基本健康。但是，除了身體要鍛鍊，我們的心更要鍛鍊。任何不好的東西，都是趁虛而入。當我們的心夠堅強，夠乾淨的時候，任何負面的東西是進不來的。

任何事物的學習都有其功法與心法。什麼叫功法？功法就是花時間好好練。什麼叫心法？心法就是要用心去練，練出自己的反省與感動。「平甩功」其實就是要在「平」字上下功夫，讓我們鍛鍊出平等性、平常心，於是不但我們做事四平八穩，平易近人，我們的心也能夠心平氣和，公平正直。甚至於慢慢進入靈性的提昇，真正感受到無為而治、空中生妙的意境。

二、平甩功的境界

很多人關心「平甩功」可以練到什麼境界。在練功中，我們的六根——眼、耳、鼻、舌、身、意，會出現特殊的現象。

當我們專注鍛鍊，練著練著就有可能達到渾然忘我、六根皆空的狀態，這時只要不慌亂，不胡思亂想，自然就空中生妙、定中生慧。當六根豁然落空，在似有若無的狀態，我們還繼續甩動，順著鐘擺的感覺，生生不息的一直動下去，自然可以察覺到何謂空中生妙，如此就能擺脫掉常人的粗糙，進入更細緻的層面。

當六根進入空中生妙、無中生有的意境時，這就是特異現象，也就是俗稱的神通現象。當我們練到這個層次的時候，要掌握「慧而不用」，不到不得已，絕對不能使用神通力，如此則「慧上加慧」，才能蒸蒸日上，平步青雲。

在我們有生之年，只要規律而持續的練下去，練到最後，可以練到什麼境界，就是各人的造化了！這個世界上大多數的人是懵懵懂懂的跟著造化走，但是我們這裡教給大家的，則是一種掌握造化、順著造化，以致改變造化的方法。

很多東西近在眼前，很多東西遠在天邊。掌握每一個當下，則遠在天邊的東西都是自己的；掌握不住當下，即使近在眼前的東西，也永遠摸不著邊。

三、平甩功的妙用

很多人都感覺自己庸庸碌碌，可是不知道怎麼去改變。事實上，只要有一個正確的方法，規律的鍛鍊，每個人都能練到本身的能量增強，從心眼兒裡面湧出一股喜悅之心與專注感，漸次提昇生命品質。

「平甩功」是一個簡單易學的入門法。古人說：「天行健，君子以自強不息。」只要每天練習，就能練出自強不息的感覺。能夠保持平衡與正見，秉持善念的甩下去，就不會有瓶頸。

但是有些人練了一段時間，卻沒有特別的感覺。這時候就要反求諸己，隨時隨地反省。

比方說，練習的時候，照照鏡子，看看身體有沒有始終保持平衡？還有，蹲的那一剎那，是不是維持相當的規律跟自然？然後從外在形體的平衡與輕鬆的感覺，慢慢去關照內心，讓心裡的感覺通通都透發出來，如此才能更上一層樓。

古人說：「百病於情，情輕病輕。」相對的，情重病也重。人往往因為情感的衝擊，而產生氣逆的現象，造成身體的問題。因此我們平日就要在修養上多下功夫。除了身體的鍛鍊，在心理上能明辨是非，不要總是情不自禁。

健康是每一個人所追求的目標，許多人在沒有鍛鍊之前，會依賴吃藥或進補來加強身體的機能，但是當我們得到了一個好的鍛鍊方法，就要把這些依賴的習慣斷掉。用正確的練氣來追求平衡與協調，才能達到養生的效果。

平甩要當「功夫」練，若把它當成一般的體操或運動，就難以得其精髓。我們可以從百日功開始期許，也就是連續三個月，每日不間斷的練功，假以時日，練到內外平衡，便可達到脫胎換骨的效果。將來繼續學習其他功法時，也能更容易掌握與體會。

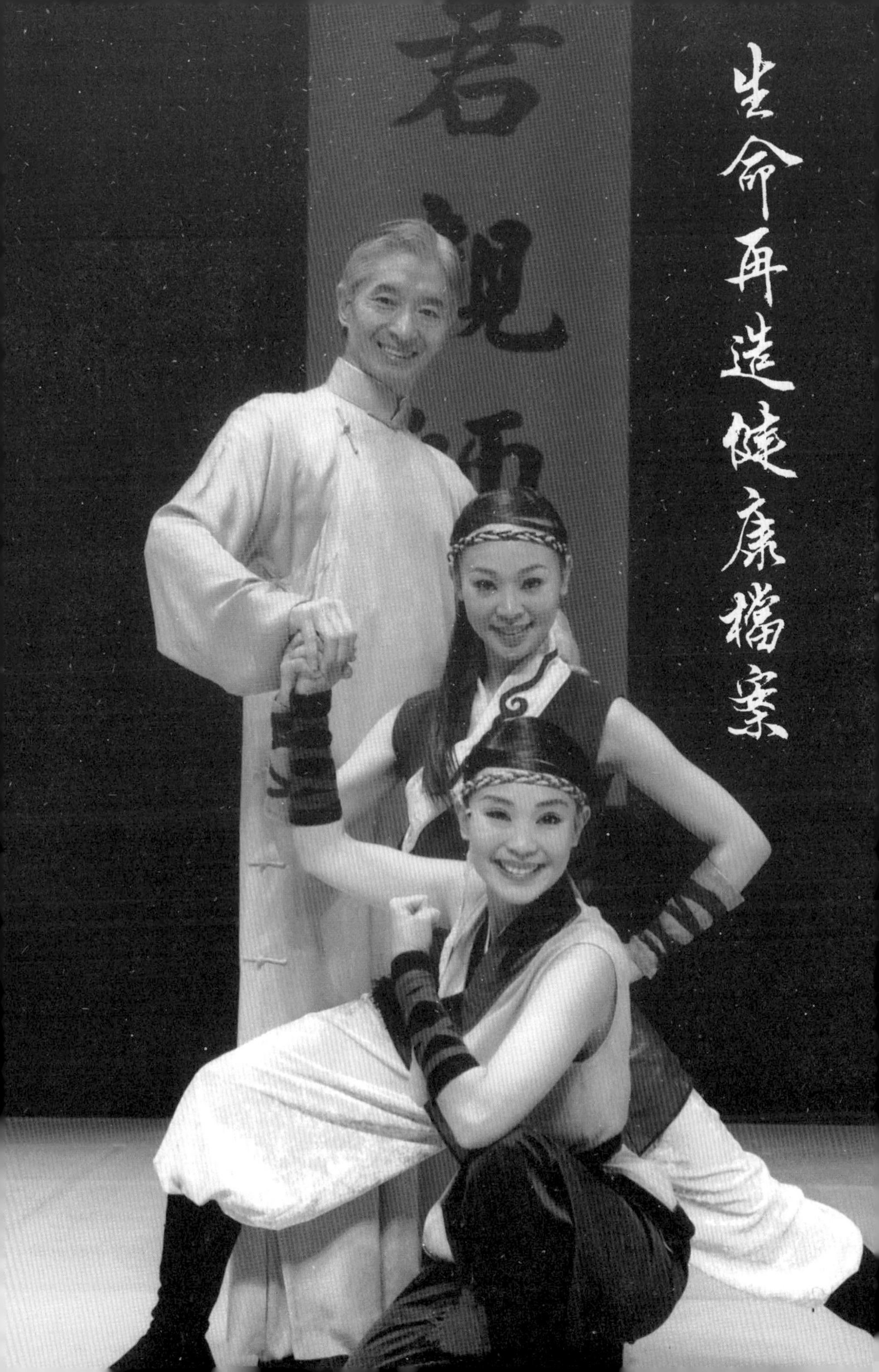
生命再造健康檔案

創造生命的奇蹟

《李鳳山師父養生小語》

「不怕到不了，就怕停下來。」

——即使在我身體狀況最壞的時候，我也從來沒有死的念頭。我只是照著李師父所教的，繼續不停地甩下去。

姓名：饒維華

年齡：民國14年次

職業：退休軍人

健康元年：一九九七年

練功前：攝護腺癌末期，醫生宣判只剩兩個月生命
練功後：甩掉癌症，身體更健康

我是軍人出身，身體一直都很硬朗，除了排尿的一些問題，甚少病痛。可是在七十二歲的那一年，有一天在浴室摔了一跤以後，身體突然出現狀況，腰部及大腿酸痛得難以言喻。當時我和家人都認為是摔跤的關係，去做了推拿。但是短短十五天之間，我的體重驟減十三公斤，身上也開始發出難聞的味道，情形大為不妙！孩子趕緊送我進醫院徹底檢查，結果竟然是攝護腺癌第四期，一下子成為癌症末期的患者！

這時，我的老伴六神無主，親友們認為一切都聽醫生的就對了，只有小女兒堅持叫我練氣功。當時我的狀況非常糟，醫生告訴

我癌細胞已經侵入骨髓，使得造血功能不良，無法手術治療了，大概只能捱兩個月，請我回家去。這下子，我連治療的機會都沒有了！

我原本身材壯碩，此時快速消瘦，腰痛到直不起來，必須拿拐杖才能走動。儘管小女兒一直鼓勵我練氣功，可是我一來沒有體力，二來身體很痛苦，練不起來。直到兩個女兒跪在地上求我練，他們的孝心激起了我的鬥志，開始勉強自己練平甩。一開始女兒扶著我，讓我坐著慢慢甩；慢慢的，我自己能站起來，一手扶著床，一手慢慢的甩，甩完左邊換右邊，雖然每甩動一下就痛徹心扉，想到女兒的孝心和老伴的辛苦，我還是忍痛，堅持每天五千下的甩手功課。

就這樣，我每天勤練功法，完全素食，吃靈芝和花粉，喝胡蘿蔔蘋果汁。不久，我就有非常明顯的排毒現象：毛孔不斷排出穢氣，味道很難聞，每天要洗兩次澡。每天排便兩次，又黑又臭；整個手背變黑色，再慢慢從指梢褪去。同時，我也慢慢地恢復了體力和體重，身上味道變淡，健康情形逐漸好轉。三個月後，我的癌細胞抗原指數就恢復了正常！

我在病中深刻體會到練功的重要，直到今天，沒有一天停止練平甩。我也經常告誡孩子：難得跟到好師父，趁年輕要好好練！還有，在練功的過程中，當你已經沒有任何退路時，保證可以練出自己的奇蹟。走出癌症末期的陰霾，感受到重生的喜悅，也體認到當惡耗來臨，心中要有主見，先要保持旺盛的求生意志，再配合正確的練功方法及飲食習慣，貫徹執行，才能徹底改善體質，甩掉癌症！

後記
給了父親最棒的舞台

文／饒懷英

感謝師父，讓我的父親平安的在八十五歲歸天享福了。

父親一生奉行「樂觀奮鬥」，他樂於和所有的人分享他的故事，標準的江西國語，完全軍人本色；他多活的這十三年，親手帶大了兩個孫子，充分享受含飴弄孫之樂，也給晚輩立下最好的典範。

老爸熱情乾脆，不喜歡囉唆，常掛嘴邊：「要甩啊！我從來沒有死的念頭，你們年輕人，愈早練愈好！」師父說：「你把平甩功當什麼，它就是什麼。」老爸有了平甩功，篤信自己一定會好，心帶動身，再苦痛還是要甩，怎麼會不好？好起來之後，還真好，比從前更年輕，精氣神更是運在得心應「手」，原是書法家的他，字寫得更是氣韻十足。

坦白說，老爸不但感恩，還有，他真的很服師父。活過來之後，只為師父的心法書寫毛筆字。飽讀詩書的父親，可有品味的，每回拿到心法，總是先讚嘆一番，對師父的通達佩服不已。

感謝　師父給了老爸最棒的舞台，他一輩子最顛峰的功力，透過師父的心法，如今，在梅門道場的各式文創作品，處處可見父親的墨寶真跡，這正是愛的活泉，永遠流行，傳道人間。

重見光明

《李鳳山師父養生小語》

「心要靜，氣要和。」

——李師父說，女人有一個最大的毛病，就是想太多。所以我不舒服的時候什麼都不想，就是乖乖的練。沒想到練出許多意想不到的收穫！

姓名：饒楊海月（饒維華先生之夫人）

年齡：民國34年次

職業：家庭主婦
健康元年：二〇〇一年
練功前：糖尿病導致視網膜剝離，逐漸失明
練功後：糖尿病穩定控制，視網膜再生

我的小女兒跟著李鳳山師父學習中國傳統氣功已經很多年，但是我對氣功還是沒什麼概念。直到我的老伴得了末期攝護腺癌，醫生沒辦法，最後靠練氣功練好之後，我才開始認識氣功。一開始的時候，我是陪著老伴練，自己沒有很認真。

以前我很愛吃肥肉和甜食，所以有糖尿病的毛病。民國九十年，因為眼睛不舒服去檢查，才發現糖尿病已經非常嚴重，而且造成我的視網膜脫落、破洞，右眼已經乾枯到沒有視力，左眼的視力只剩下0.1。

醫師一看非同小可，立刻安排手術。住院期間，小女兒一直告訴我，李師父的氣功可以幫助我，所以規定我很多功課。因為眼睛已經這麼壞了，我什麼都不敢想，只有乖乖的練，每天平甩三次，每次一個半小時，整天下來，總共要練四個半小時。

甩了一年以後，我回院複診，發現血糖已恢復正常，心裡非常高興。可是這個時候，我突然開始長疹子，從後背往下蔓延到全身，奇癢難耐，甚至皮膚有潰爛的現象。我非常難受，就偷偷跑去看醫師，但是打針、吃藥都沒有改善。後來被小女兒知道了，小女兒說這是練功的排毒反應，囑咐我不要再吃藥、打針，繼續努力練功就可以了。我也發現只要練功，就沒那麼癢，於是聽話繼續的練；一段時間之後，出疹子的情況果然慢慢改善，而且只要練功就能應付了。大約將近一年一後，疹子終於完全消失。

練了一年半之後，我逐漸感覺到眼睛有些變化，不但比較舒服，也不那麼容易疲倦。後來到醫院檢查，發現我死掉的視網膜竟然復活了！到了九十二年中，我的視網膜已經長平。九十三年八月，我的左眼視力恢復到0.02，本來完全看不見的右眼恢復到0.01——連醫師都說這是他從醫數十年來沒見過的事情。

現在我可以和老伴到處去旅行、練功，生命又重新活起來！我的子女們也不必為我們的健康操心，這一切，都要感謝李鳳山師父的養生功！

後記

感性裏聽話的母親

文／饒懷英

我的母親自民國九十年糖尿病發病至今，血糖一直控制得很好，從一開始每天練功四、五個鐘頭，有時甚至練到十幾個鐘頭，到這段時間父親上天堂後，難免要調適心境，所以，有一點小不乖，較疏於練功，所幸在家人的鼓勵下又步上正軌。

母親原是鄉下姑娘，十九歲嫁給父親，父親很有學問，是理性的；母親是感性，全憑感覺。父親練功效果極好，但母親並沒有認真練，一直到糖尿病導致腳病變必需截肢了，這時她才跺著腳說：「我不可以給人家踞腳，我要好好練功。」聽話的母親果真練出了在眼睛病變部位、醫學認為不可逆的好轉現象！

這一路上的排毒也令我們大開眼界，發出的疹子、疹子上再長疹子、厚厚的灰指甲全掉了再長出新的，手腳末稍裂開達0.7公分的小縫排濁血……等等，難以計數的反覆排毒，母親全熬了過來，又再次印證師父所說的：「人，要不真理性，要不真感性，都能讓自己好起來；就是不要半調子。」

當然，好起來之後還要永久好，身心的考驗可是說來就來，守住「吃素、練功、發大願」，一個都不能少，就是這般，感謝師父救了我的媽媽，也是天下人的恒久良方。

感謝這一堂真實的生命教育課程

《李鳳山師父養生小語》

「練功、吃素、發願是對治疾病最好的良藥。」

——勤練氣功能提昇自身的免疫能力及自癒潛能，搭配吃素以護生及淨化氣血，減少身體的負擔；再發願去幫助別人，此慈悲念力及行動會取代自身的痛苦，平穩我們的情緒。李鳳山師父這三個簡單的法門，幫助我渡過一開始那段惶恐的日子。

姓名：顏文章
年齡：民國56年次

職業：教師
健康元年：二〇〇四年
練功前：肝癌三期，醫生宣判無法熬過一年
練功後：胎兒蛋白指數降至正常值以下，腫瘤消失

我原是B型肝炎帶原者，後來演變成肝硬化，到了民國九十二年底，肝右葉長出兩公分腫瘤，變成肝癌患者，發現七天後立即進行手術，切除癌細胞與其外圍，並將膽囊一併切除。醫生的報告上說「癌腫瘤完全切除乾淨」。

但是不到半年，肝癌復發，更加嚴重，左右兩片肝葉同時長出很多小顆癌腫瘤。主治醫師認為腫瘤量太多，不易治療，對我的病情束手無策。一個月後回診時，肝右葉最大顆的腫瘤已達3.2公分。

醫師推斷癌細胞可能已隨血液擴散全身，建議我先對較大顆的腫瘤做栓塞處理，但效果不大，會再復發，若復發就再塞，塞到不能塞為止。再不然就是準備一筆錢到大陸換肝，但效果有限，且有副作用，費用約需兩百多萬，或許可以延長兩年壽命；但癌細胞如果已經擴散出去，結果還是不樂觀。

醫師推斷我應該無法撐過九十三年底，等於宣判了我的死刑。經過深切反省，好好的身體三十多歲就被我弄壞了，我覺得自己應該負責任，沒有資格怨天尤人，更沒有福德讓別人把肝臟捐給我。

這時候，因緣際會參加梅門在台南舉辦的「全民健康甩，甩出幸福來」公益普傳活動，現場學到「平甩功」，從此開始專心練習，並要求自己每日至少練一百分鐘。我決定遵循李鳳山師父的方式來對治肝癌，希望以自己做實驗，若成功，可以幫助很多與我同樣狀況的病患；若失敗，也只是印證醫師對我的宣判。

我把自己當成幼稚園學生，放掉以前所學，重新開始，不貪多，聽話的練，其間經過酸、麻、脹、癢、痛、脫皮等排毒反應，有時信心動搖，就去請教師兄姐。道場的支持力量很強，讓自己很快地消除迷惑、恢復信心。

練功四個月後，腫瘤縮小為兩公分，身心狀況明顯改善，家庭氣氛及關係也越來越好。九十三年十二月，練功九個月後，我的胎兒蛋白指數已經降到標準值以內，再次檢驗，醫生已經找不到我的腫瘤，肝癌的情況已經控制住了。我的信心越來越強，但仍不敢怠惰，更加努力鍛練。主治醫生甚至告訴我，「我沒想到西醫無法醫治的疾病，確實是有其他方法可以治癒的。謝謝你讓我大開眼界！」

「逆境與疾病是最好的老師」，如今我已然明白，今生能夠跟隨一位「明白」的師父腳踏實地的鍛鍊、行善積德、利益眾生，這才是人生的究竟。病情如何？能活多久？對我已不是最重要的了，因為我已經找到人生的方向及可以終生修鍊的法門！

後記 以逆境為師

文／顏文章

很慶幸自己當初沒有急病亂投醫，也未被醫院的檢查報告嚇到，練功讓我產生自信，也知道驚恐、悲怒和憂思的負面情緒，只會加速病情的惡化；我安靜地甩著甩著，甩掉無謂的焦慮和不安，也甩掉自己的負面習氣，心境逐漸清淨。

八年前醫院檢查我的瀰漫性肝癌腫瘤已消失，之後B肝抗原也消失並產生抗體，我獲得真正的健康與快樂。

真信與篤行讓我重生，完全依著李鳳山師父教的「吃素、練功、發願（利益有情眾生）」鍛鍊自己、啓動自癒機制，我印證了師父傳承的養生法則是最經濟、最根本，也是最有效的健康法門。

其中，我更深刻體會「發願」的作用之大，當發願要去幫助有情眾生的善念升起時，心中的慈悲念頭及採取的行動，自然而然就取代了身體的痛苦，所以發大願是最大的關鍵。

很多人稱我為抗癌鬥士，其實我從頭到尾壓根兒沒想與癌細胞對抗，師父提醒大家，癌細胞也是我們身體內的細胞，沒有理由要與身體做對，所以，是我們對不起它們，長期以來沒有善待自己的身體，以致環境惡化逼迫它們質變。

如今，我真誠的悔改，依身心鍊鍛法則勤而時習之，終讓身心獲得重生，我要藉此強健的身體跟隨師父行善積德，非常感謝師父傳授絕妙善法，造福世人！

重塑生命，活出自己

《李鳳山師父養生小語》

「以靜心安於順境，以善心處理逆境。」

——感謝師父：讓我知過，懂得悔過；讓我知難，懂得解難；讓我知苦，懂得受苦；讓我知惡，懂得除惡；讓我知善，懂得法善；讓我知福，懂得造福。

姓名：屈筱琳
年齡：民國56年次
職業：現為梅門全職義工

姓名：王芝宇
年齡：民國86年次
職業：學生

健康元年：二〇〇四年
練功前：虛弱、焦慮、心悸、
失眠、頭痛、腰酸背痛、慢性肝炎
練功後：身心平衡，活得快樂

健康元年：二〇〇二年
練功前：過敏性氣喘
練功後：不用健保卡

幾年前，女兒得了過敏性氣喘，每逢季節變換，夜咳嚴重。一開始遵照西醫指示，給她吃抗生素、吸類固醇，但沒有起色，身體反而變得虛弱。後來改吃中藥，吃了半年，花費上萬元，效果仍然有限。我這才體認到，孩子的健康必須打好基礎，將來才能有發展，活得快樂。因此，為了女兒的健康，我付出再多也在所不惜。

後來，聽同事說練氣功可以改善氣喘，就把女兒的才藝課程停掉，開始讓她到李鳳山師父這兒練功。練了半年，她氣喘的毛病真的改善了，夜咳現象逐漸消失，一年後更是不藥而癒，感冒次數也減少了，真是奇蹟！

然而，令我更驚喜的是，女兒除了身心健康，學習事物的能力及專注力也進步了，個性更是變得活潑開朗。不僅如此，她還常會引用師父及師兄姐說過的故事，作為自己處世的準則。這些都出乎我意料之外。

看著女兒的進步，我開始回頭省視自己。像很多人一樣，我也不斷追求事業成就，使得生活過於緊張忙碌，無暇養身修心。長久下來，我不但身忙，心也盲，感覺精神空虛，生命沒有目標。可是女兒的成長刺激我也想成長，何況我的身體越來越差，是該學習放下的時候了！於是我開始跟著女兒練平甩功，也嘗試吃素。

以前我的身體很虛弱，經常會焦慮、心悸、失眠、頭痛、肩頸痠痛和腰痠背痛，加上患有慢性肝炎，身體常感疲累及不適。尤其生了小孩以後，身體狀況更加惡化。我看過很多醫生，吃過很多中、西藥，用盡各種健康器材，也做過很多相關的復健療法，付出很多心力、時間與金錢，都無法有效改善身體的狀況。這樣的生活困擾了我十幾年，我卻始終束手無策。可是練功兩個月之後，我的身體就開始產生變化，不但回復至平衡舒暢的狀態，還意外瘦身成功。

現在，我不再失眠，各種病痛也奇蹟似地逐漸消失了，身體越來越能感受到輕鬆自在。過去，我對未來很消極，現在，我越來越健康，對未來充滿活力與喜悅，恍如重生。從女兒及自身的體證，我感到無比的幸運，也充滿感恩之心。我希望周遭的親友，也能享有這種福氣，一起來探究中國傳統養生氣功這座無盡的寶山。

後記

開心修行

文／屈筱琳

練功前我是個制式化的公務員，每天朝九晚五，日復一日，像個做事的機器，導致身心俱疲，百病叢生。

二〇〇四年有幸與女兒一起來梅門練功，才發現單憑這麼簡單的功法就讓我們擺脫病苦，不用吃藥，對人生也愈來愈明白、清澈，身心脫胎換骨，恍如重生，真是太感恩師父了！

女兒在梅門文武合一的教育下，學會自立自強與正向思考，也懂得感恩與助人，積極參與公益事務……，在她日後的人生道上，有什麼比健康寬廣的身心，更富足和快樂呢？

由於自己的體證，從而希望更多的人也享有這樣的福氣，我開始來梅門做義工，這才發現師父做了很多事情，也還有很多計畫要進行，雖然缺錢又缺人，但師父始終堅持，只要大家需要，師父就去做，領域廣及食、衣、住、行、育、樂各面向，我很感動，也慢慢走向修行之路，跟隨師父為濟世助人的宏願盡一己之力。

這麼多年，看到師父日以繼夜地傳道、授業、解惑，從不言累，只要弟子有一點點進步，師父比任何人都開心；師父堅定地引領眾人走在道上，我明白師父就是在做「為天地立心、為生民立命、為往聖繼絕學、為萬世開太平」的可貴能任務。

希望更多人來學習這簡單又有效的平甩功，「己立立人、己達達人」，既鞏固自己亦能幫助別人，讓世界上的每個人都得到健康與快樂！

身體排毒就是大掃除

《李鳳山師父養生小語》

「每日十分鐘，十年不得了！」

——師父給我們的這句話會成為我這輩子永遠的功課。因為練氣功可以說是一種健康的保障，一種心靈提昇的保障。每天練習，讓我感到安心、放心，因為我知道我會越來越健康！

姓名：鄭師誠
年齡：民國51年次
職業：媒體工作者

健康元年：二〇〇〇年
練功前：肥胖型糖尿病、腎盂炎、高血壓、焦慮症等百病叢生
練功後：百病全消、意外減肥

身為媒體人，平常工作極度忙碌，四十歲那年更忙，曾經一口氣寫了兩百多集的電視劇本「主席有約」。

李鳳山師父曾經講過，「不該是你的，你在這裡得到，就會在另外一個地方失去。」為了寫劇本、接案子，我長期疏忽身體所發出的警訊，直到八十九年的某一天，我發燒到四十度，緊急送醫住院，檢查之下，才發現體重已高達一百一十多公斤，身上有腎盂炎、肥胖型糖尿病、高血壓、焦慮症等各種成人病，只能用「百病叢生」來形容。

出院之後聽人說練氣功挺好，就開始到處找師父。秉持著媒體人一貫的小心作風，我四處打聽，最後聽說李鳳山師父教正統的氣功，就跑去一探究竟。本來以為練氣的人都是「老傢伙」，沒想到看到的人個個年輕有活力，連五十多歲的師姐看起來也像三十多歲。心想，他們都練成這個樣子，跟著練總不會錯吧！於是就老老實實地開始上課。

因為身體已經被自己搞壞了，我是死馬當活馬醫。老實說，我做事還很少有這麼堅持過，為了健康，老師怎麼說，我就怎麼練，在家裡練，到公司也練；白天練，晚上也練，每天練一、兩個小時。練了一年多，有許多排毒反應，手麻、腳酸、胃痛、掉頭髮、牙齒痛……一大堆狀況。有時身體極度不舒服，心裡就會暗想：怎麼老毛病又犯了？是不是生病了？還是得了不治之症？但是想到師父說的，「屋子在清掃過程中，總是比平常更髒些」，再加上看了那麼多人的體證，連末期癌症都可以跟老天爺搶時間，我們這種小病小痛，有什麼好怕的呢？所以就繼續練。說也奇怪，每次的考驗也就通過了，而且身體進步得相當神奇。

到現在，我不但體重減輕二十多公斤，肥胖型糖尿病沒有了，高血壓控制住了，連焦慮症都好了！別人是吃了六、七年的藥還在吃，我卻是練功一個月之後，就不再依賴藥物了。

我每天練平甩，十幾年下來，甩手何止百萬下，在這一甩、一蹲之間，我發現身體變得相當靈活、柔軟，而且越來越平衡，甚至可以感覺體內的穢氣不斷地被「甩」出去。除此之外，身心也越來越協調，許多精神層面的意外收穫更是妙不可言！我一定會繼續好好的甩下去，讓病痛離我遠去，讓正氣與福氣與我為伍！

後記

甩個不停

文／鄭師誠

有時候老天爺很奇怪，給你一個不好的訊息，其實是在幫你！

十多年前生了一場大病，到了梅門練功，從此每天平甩吐納，有沒有斷過？真的沒有，因為師父說過，練功啊，不需要恆心，只要每天練就是啦！

練久了之後，其實不是人在練功，是功在練你！真的，功不唐捐，越練就越想練，沒練一整天渾身不對勁，好像忙了半天，啥事也沒有做，而且梅門氣功，簡單好學，不限場地時間；在下拿衣服去自助洗衣，照練；陪老婆待產，也練；去花蓮遊鯉魚潭，還練；到泰國玩，依舊每天練；無所不練……

平甩最近夯到不行，原因無他，簡單又有效，在下練了十多年，年過半百，走起路來可也身輕如燕，臉不紅氣不喘，彎腰撿硬幣如探囊取物，任何人只要練平甩功，身體狀況都可以跟在下一樣好，甚至更好……

在下的結論是，就算看了八百篇練平甩有多好的文章，不如找個時間來梅門親身體會，不來會後悔，不過現在來也會後悔，後悔為什麼不早一點來吶！

恢復生機的神奇魔法術

《李鳳山師父養生小語》

「媽媽就是寶寶的基礎，基礎好，孕育出來的生命自然好。」

——作為一個母親，懷孕期間我有許多的擔心，但是師父的話讓我放心。我知道，只要我把自己照顧好，我穩定，寶寶就會穩定。這是多麼簡單，又具體落實的方法啊！

姓名：麥嫣寶
年齡：民國50年次

職業：現為梅門全職義工
健康元年：一九九七年
練功前：久婚不孕
練功後：自然受孕生下健康的氣功寶寶

剛結婚的時候，我和先生很想生個可愛寶寶，但是始終沒有音訊。隨著時間過去，家裡的長輩及親友們越來越關心，讓我心裡壓力很大。記得婚後大約三年左右，我下了班就躲在家裡，不敢參加親友聚會，尤其不敢參加喜宴，因為很怕別人關心我的「孕事」。

結婚六年之後，先生的健康出現嚴重的問題，在鬼門關前走了一遭，後來，刑事局的朋友介紹他向李鳳山師父學氣功，練了幾年，身心狀況變得比以前還好。我雖然很羨慕，先生也不斷鼓吹我練功，但是我總覺得沒時間，直到四年之後，發現自己身體狀況越來越不好，才下定決心跟著去練氣功，想改善健康。

在家以練平甩功為主，大約練了半年，纏繞多年的偏頭痛就好了一大半，頗出乎我意料！才高興沒多久，卻又變得很怕冷，而且老覺得肚子脹脹的，心想怎麼越練越差？又很擔心是長了腫瘤什麼的，於是更加認真的練功。以前早上甩十分鐘都來不及，這時候要命不要病，可以提早兩個小時起來練功，早也練，晚也練，每天練上三小時都不嫌多。當時心裡有點慌，卻又不敢面對，拖了一個月才去看醫師。結果答案又是出乎意料——我懷孕了！那年我三十九歲，已經結婚十五年，早就放棄生孩子的夢想了！

隨著懷孕的喜悅，心裡也不禁擔心，自己是高齡產婦，會不會很難熬？還好李鳳山師父的功法連孕婦都能練，我在懷孕期間仍然持續練功，只是練得較和緩。也許就是有練功又吃素的關係，孩子在肚子裡特別穩定，十個月期間，我能吃、能喝、能睡，不噁心也不嘔吐，健步如飛，完全沒有原來所擔心的問題。足月順產，生下一個精力旺盛的健康寶寶。而且我當天就可以下床餵母奶、練平甩，讓醫生都嚇一跳！

很多人擔心吃素的孩子不健康，可是我的孩子是胎裡素，出生後也一直都吃素。他不但氣質清秀，而且很好帶，還沒滿月就可以日出而起、日落而息了。現在他身體既柔軟又結實，肢體比一般孩子靈活，耐力比一般孩子好，幾乎不生病，情緒也比一般孩子穩定。我很感謝李師父將這麼好的功法傳給大家，它雖然簡單，卻像神奇的魔法一樣，改變了我的世界。我的孩子——莊平，可以說是師父賞賜的禮物，我會好好的珍惜，認真的學習！

後記

一生的財富

文／麥媽寶

十二年前，因著練功與素食，不孕的我成了高齡產婦，生下健康的氣功寶寶；而今新手媽媽變成經驗老道的婆婆媽媽，從養胎、坐月子到媽媽經，我比誰都會唸，一路走來，感謝師父安定了我的心。

現在小莊平長大了，他讓我的生活充滿喜悅和驚奇，其中有更多屬於媽媽的自我成長，尤其在梅門，師父非常重視孩童教育，不但教他們練功，紮下良好的身心基礎，更從日常生活中教導他們守規矩、盡本分、處處為人著想。

他五歲時就會勸解哭鬧中的小小孩：「不要哭，哭是不能解決問題的！」騎三輪車跌倒了，他會反省「是自己騎太快了」；洗澡時我拿大塊的香皂遞給他，他沒接，另外去拿一塊小的，說：「小塊的用完再用大的。」生日許願不是要巧克力，而是「希望大家都健康」……。莊平在梅門耳濡目染學習到的正確觀念，是他一生受用不盡的資糧！

而我在不間斷地練功中，身心漸入佳境，師父更啓發了我對文字的感覺，師父也不吝惜給予學習的機會，讓我在出版組負責採訪紀錄師兄姐的練功心得，每每聽到大家因為練功而重得健康和快樂，或是因此鼓舞了初來練功的人，都深受感動，也覺得自己的工作很有價值。

感謝師父的功法和心法，它是神奇的魔法術，改變了我的生命，您若來練習，也一樣能擁有充滿生機的世界！

突破天生的障礙

《李鳳山師父養生小語》

「修養的結果是一場虛空，放縱的結果是一場空虛。」

——師父教會我，要以修行的觀念來練功，不受時間與空間的限制，隨時隨地調整身心，才能事半功倍，經得起考驗。

姓名：廖永豐
年齡：民國56年次
職業：原為公務人員，現為梅門全職義工

健康元年：一九八七年
練功前：小兒麻痹，自我封閉
練功後：攀上玉山，身心開朗

每個人知道我是小兒麻痺患者，都會很驚訝，因為他們從我的外表完全看不出來。不過這是真的！我兩歲罹患小兒麻痺，媽媽為了治好我的腳，揹著我跑遍全台灣，可是結果並沒有改變我的命運。由於左腳行動不便，我從小就不喜歡跟人打交道，假日都躲在家裡不出門，有點自閉的傾向。

二十二歲的那一年，我開始在加油站工作。由於生活單純，為了打發時間，參加民生報舉辦的養生氣功班，認識了李鳳山師父，也因此改變了我的命運。師父發現我的天生缺憾後告訴我：「你的生活重心要以練功為主。」從此，我利用所有空閒的時間練功，每天練四、五個小時是常有的事。

加油站的空氣很差，很多同事都有職業傷害。有一天，我請教師父該怎麼辦？師父告訴我：「你更要好好練，打破時空的限制。」於是我在休息時加強練功，慢慢的，竟然真的不怕汽油的味道，也不再受廢氣的影響。而且，每一年的健康檢查，我都是站上的超級健康寶寶。

練了幾年後，有一次，師父說到腿部不便，仍然可以將腳鍛鍊得很有力。我就請教師父：「可是我的腳裡有鋼釘耶！」師父說：「你可以拿掉鋼釘！」於是，就在健保卡剛剛實施的八十四年，我拿掉了腳裡的鋼釘，那也是我迄今使用健保卡唯一的一次。原本醫生覺得不妥，怕腿部失去固定，容易跌倒。但是拿掉鋼釘之後，我每天繼續不斷的練功，不但沒有醫生所擔心的現象，甚至左腳踝更為靈活，且體力增強，去爬過玉山、大霸尖山、北大武山和北插天山等大山，因為我很享受登山走路的感覺。

有一次，我跟師父說我很想為道場多做一些事，可是我什麼都不會，只會加油。師父就告訴我，「我也只會為別人加油，讓我們一起來為大家加油！不過，不要光為車子加油，也要為車子裡的人加油！」從此之後，我撥出更多時間到道場服務，幫人加油。

在師父的教導下，我從一個羞澀內向、有點自閉的人，徹底的改變了！九十一年還幸運地獲得全國優秀身心障礙老師之「金心獎」。這一切，都要感謝師父的栽培。師父不但是我的恩師，更形同父親。民國九十二年，我終於放下幫車子加油的日子。現在的我，全心全意跟著師父，到處幫人加油打氣，生命過得更有意義！

後記

為大家的健康加油

文／廖永豐

以前我只為車子加油，現在我為自己與別人的健康加油，因為我學了平甩功！

師父推行平甩功多年，當教練的我不僅要師兄姐們好好練，更得督促自己好好練，不然當大家說書上的照片與本人不像，就是練氣的人最怕的一件事——漏氣。不過最近又聽人說不太像——本人比照片年輕多了，噯，因為又多練了好幾年，越練越年輕了！

練功發生許多神奇的現象——變年輕、變快樂、變瘦了、病好了……，因此吸引很多科學家來做實驗，師父都來者不拒，樂見科學數據解開氣功的奧秘，我們也常被抓去測試；有一次跟著師父應邀到日本做氣功科學驗證，在腦波測試等項目都得到相當高的評價，很感謝師父！

實驗空檔安排我們參觀東大寺，寺內擺著一根鑿洞的大柱子，據說鑽過去的人就能得到好運氣，現場的大人全都卡著過不去，引起陣陣笑聲。我也趴下來試著穿過去，當我一寸一寸地爬進去，再一點一點地移出來時，現場沒有笑聲，倒是響起陣陣的讚嘆與鼓掌聲。

我的身體變柔軟，情緒也變溫和，想起以前在加油站工作不時因無名火發作，而與顧客槓得不可開交，練功後不久站長就發現我很少和顧客大小聲了，印證了平甩功確實可以讓人沈住了氣，謝謝師父帶給我一連串的改變，而這些改變是永無止境的。

一路鍛鍊下來，最讓我喜悅的是家人也受惠於平甩功，這促使我立志跟著師父的腳步，將健康推廣到全世界。這幾年梅門不斷舉辦平甩公益普傳活動，不但行腳全臺灣，更遍及全球幾十個國家，但仍有許多的地方需要平甩功，請大家一起來做公益，加油！

拋掉拐杖，腳踏實地

《李鳳山師父養生小語》

「順其覺受，不要抗拒。」

——在李鳳山師父的教導下，我慢慢看到自己孤僻傲慢的外表下隱藏著許多的不安與怨恨，我也漸漸知道怎麼去反省，去重視身體病痛所帶來的啟示，培養不怨天不尤人的心境。唯有不斷地面對，才能不斷提昇。

姓名：于詠為
年齡：民國53年次

職業：音樂工作者
健康元年：二〇〇一年
練功前：不敢放下拐杖，上半身肥厚，脊椎偏斜
練功後：可以站著練平甩，脊椎回正

我自小罹患小兒痲痺，必需依靠支架和枴杖才能走路，年紀越大，後遺症就越明顯。尤其到了四十歲上下，雙腳再度萎縮，越來越無力，上半身為了支撐全身的重量，變得非常肥厚。這種不平衡的現象，使我體力大不如前，連帶自信心和耐力都受到影響。

西醫對這樣的現象並沒有什麼明確的方法對治，我們不能過度運動，但也不能不動，所以醫生通常都是建議我們去游泳。可是，以我們這樣的狀況，要走入人群，做如此複雜的動作，不管是身體

或是心裡，都覺得很困難。

感謝李鳳山師父為我們身體有特殊狀況的人設計了一套坐式養生功法，使我也有機會鍛鍊身體。尤其我看到師父的大弟子本身就是小兒痲痹患者，竟然練到比常人更靈活，使我信心倍增。剛開始，我只是坐著練平甩，突然有一天，我發現自己右腳的中趾，竟然可以微微顫動，以前，我的腳是什麼感覺都沒有的！不久，我又感覺右大腿的支架越來越緊，持續了一陣子，才恍然大悟，原來不是支架變緊，而是我的腿長肉了！從來沒想過會有這樣的可能性，特別的喜出望外，更加感受到師父的慈悲以及功法的威力。

以前，每到冬天，我的兩隻腿像冰棒，走路常常跌倒，所以不喜歡動。可是練功之後，我的氣血循環變好，冬天也不會感覺冷，開始愛上活動的感覺。從前沒車子不想出門，現在卻喜歡坐公車和捷運，享受走路自由自在的感覺。不僅如此，我的上半身變得清瘦，身形漸趨端正，氣色更好，坐著的時候，別人再也看不出來我的下半身有問題，這些都使我更有自信。

從一開始坐著練，慢慢地我可以站起來練，從十分鐘、十五分鐘，不斷的增加，到現在，我已經可以站著甩手半小時也不會感覺累！這樣的改變，是我這輩子都沒夢想過的。

李鳳山師父說，「一旦做到了公益，慈善也就做到了！」剛開始我不懂這句話，現在透過自己的鍛鍊，我懂了。這個社會上有很多有愛心的人，可是對我們而言，最好的照顧莫過於提供一個真正鍛鍊身心的方法，讓我們能夠自立自強，做一個對社會有用的人，而不是永遠地提供我們慈悲的關懷，讓我們養成依賴，而疏於長進。

如果我們大家一起來，從自身的鍛鍊做起，進而把這個方法介紹給身邊的人，建立一個祥和健康自治的社會，那才能真正的照顧到弱勢團體，使這個社會更平衡！

後記

平甩功——修行的方便法門

文／于詠為

平甩功讓我更了解自己。

自從八年前拍了書上這張師父幫我調整坐式平甩的姿勢起，就經常有人稱讚我的平甩很平穩、協調，這讓我的身體往前邁進一大步。

經由平甩，我小兒麻痺的後遺症改善許多，但身心仍有潛藏的問題，在練功約兩年後皮膚開始排毒，奇癢難耐，輝煌時全身五分之四的面積都出疹子，時退時發。

長期與疹為伍，讓我非常清楚身體的現象絕大部分是自已造成的，師父說：「造化、造化，自己造，自己化。」我好好平甩、節制飲食並保持心情平和時，皮膚狀況就變好，什麼因造什麼果，一切都要反求諸已。

練功是了解自己的起始點，每個人在鍛鍊後，都能夠隨著身體的現象來探索自己，並深入到最初的那個點；例如小兒痲痺是濾過性病毒造成的，在幼年時就造成永久性的傷害，透過不間斷的練習平甩功，我的皮膚開始排出體內深處比細菌還小的病原體，由此見證平甩功不僅能追溯並能修正我的身心。

若要問我怎麼知道的？這完全是透過自我鍛練而提高的覺察

力。平甩功練到最後會使人進入更深層的靈性領域，所有身心靈背後的原因會浮現出來，每個人也更清楚自己的身心狀態。

這許多年來每天必練平甩功，我完全明白，修行是一個人必然的功課，許多人一聽到「修行」就以為是出家，其實不然，因為我們不管是身體出了問題或是觀念產生偏差，就需要調整，這個調整的過程就是修行！

感謝師父傳承平甩功——修行的方便法門，這個不斷重複的規律動作，慢慢讓我的思慮變得單純，許多平常的事也讓我覺得快樂，希望大家都來學習這一招平甩功，一起來修正自己！

學習和自己協調

《李鳳山師父養生小語》

「如果不先跟自己協調，又怎麼和別人協調呢？」

——以前我無法面對現實，有事都怪別人不好，不知道自己為什麼要活得這麼辛苦。李師父這句話像一把關鍵鑰匙，讓我找到一個解開心結的方法。只要自己落實地鍛鍊，練到身心協調，一切都好辦了！

姓名：鄭明珠

年齡：民國46年次

職業：餐飲業
健康元年：二〇〇一年
練功前：自律神經失調、酒精中毒、幾近崩潰
練功後：身心健康，情緒平衡

我與先生經營一家食材公司，每天從早忙到晚，工作壓力非常大。前幾年生意不好作，心理負擔更重，經常失眠和嚴重頭痛。醫生說我得了「自律神經失調症」，給我吃安眠藥和頭痛藥讓我放鬆休息，可是服用一段時間，藥量就要加倍才會有效。所以我老是昏昏沉沉，精神不振。惡性循環下，根本無法做事。

有一天，因為頭痛劇烈又失眠，我把安眠藥和頭痛藥混著服用，半小時後覺得沒效，又再吃一次，然後就睡著了。當我恢復意

識時，居然已是三天之後！家人告訴我，這三天，我照常去公司上班、吃飯、下班回家，可是我居然全無印象！當下我恐慌極了，第一個念頭是：「我是不是瘋了？怎麼做過的事情全忘了？」

之後我不敢再服藥，可是頭痛和失眠還是嚴重困擾我。於是我又找到一個自認是良藥的東西——酒，剛開始一口烈酒可讓我安眠一夜，漸漸的酒量越練越好，一口、二口、三口，到後來總是喝醉了才能睡。持續一段時間後，我發覺事態嚴重，因為我喝酒上癮了，中午吃不下飯，手會發抖，已經有酒精中毒的現象。更糟糕的是，只想躲在家裡，不想上班，生活非常不快樂，幾臨崩潰，整日怨天尤人，把全家人弄得烏煙瘴氣。

後來妹妹硬拉我來練氣功，第一天上課靜坐時，李鳳山師父一句：「如果你不先跟自己協調，又怎麼和別人協調呢？」這句話像當頭棒喝，讓我熱淚滿眶。這幾年來的掙扎、不滿、怨怒和辛酸，好像找到了出口，一下子都不見了！師父的功法一天天練著，我的心平靜了，我的頭也不痛了，酒也戒了，每天安穩的入睡，我知道我終於得救了！

以前感覺活得很辛苦，常想放下一切自私的一走了之！可是自從練功後，慢慢的我學會了面對和放鬆。雖然壓力和緊張的生活還是存在，可是我已經能夠去接納，心境也慢慢開闊了。而且，我的身體比以前更健康。想想自己何其有幸，在人生最絕望的時候，仍有家人的鼓勵和支持，更感謝李鳳山師父為我開啓一扇門，給我一個重生的機會。我真心發願在師父的帶領下去幫助更多的人，讓我的生命更加圓滿！

後記

甩出一切順利

文／鄭明珠

從練功的那一天開始，我的平甩功就沒有中斷過，已經十五年了：平甩，平甩，恰如其名，就是讓一切都很平順，就像師父常講的一句話——「一切順利」！

當年在電視上看到李師父，我就跟著兩個妹妹來練功，那是我處在身心最糟的時候。每每心情焦躁不安，只要看到師父或聽到師父的開示，我就會很快穩定下來，就這樣練著練著，常記著師父說的一句話，「不要想太多，練就是了。」我一天一天地練著，偏頭痛和自律神經失調都改善了，藥也很早就沒吃了，感謝師父！

這些年儘管事業一樣忙碌，人和事也總是起起伏伏，但我仍然持續上課不中輟，教練也會提醒對應的功法和心法，讓我很快得到調整，尤其是靜坐，起初盡是胡思亂想，在身體症狀改善後才有進步，現在則給我很穩定的力量。

師父永遠給人溫暖的感覺。初來練功時，有一次巧遇師父，教練為我們引薦說：「師父，明珠三姐妹一起來練功喔！」，師父就說：「也帶爸媽來練啊！」我回秉師父：「我爸媽都不在了。」師父慈祥地看著我們說：「就把這裡當做自己的家！」我當時眼睛就濕了，事隔多年想起這件事，仍然感動不已。

練功多年，我深信「奇蹟是獻給相信的人」，猶豫和懷疑讓功法的效果打折，希望大家和我一樣傻傻地練，傻傻地得到健康與幸福！

氣功美容，換膚也換心

《李鳳山師父養生小語》

「把自己忘了吧！」

——這句話讓我受用無窮，不管是為人處事，或是面對自己身心的瓶頸，只要把自己忘了，處處為別人著想，很多難題就不解而自解，很多關卡就輕鬆通過了！感謝師父！

姓名：張麗雪
年齡：民國53年次

職業：曾任職於出版業，現為梅門全職義工
健康元年：一九九七年
練功前：體弱多病、肝部受損、長年受困於惡質青春痘
練功後：改變體質、自然換膚、身心舒暢

我從小是標準的藥罐子，母親常常半夜三更抱著一個病娃娃，在街上攔三輪車，到處去敲醫生的門，為我哭紅雙眼。

上大學的時候，體質過敏的狀況變得很嚴重，每逢季節交換，早晨起床就會鼻塞、打噴嚏，眼淚鼻涕直流。醫生說吃藥也好不了，叫我試著游泳改善體質。我也照做，但也只改善了部分。後來到美國讀書，得了花粉熱，曾經整個夏天無法躺下來睡覺，因為一躺就不能呼吸，那種痛苦，至今記憶猶新。回台灣之後，又得了免

疫功能失調的「蕁麻疹」，不堪其擾。

最慘的是，三十歲那年，在美國誤服西藥造成肝功能受損，使得身體排毒功能失常，臉部開始長惡質青春痘，流膿、流血，把我整得很慘。為了這張臉，我從美國看到台灣，從西醫看到中醫，什麼方法都去試，連一次索價兩千元的果酸換膚都做過好幾次，投入許多時間與金錢，換來的都是「無效」的結果。整到最後，我完全投降，認命的以為皮膚問題會跟著我一輩子。

就在這個時候，生命有了轉機。

我為了母親的健康，開始陪著她練氣功。練著練著，自己很多毛病竟然不藥而癒！像是肩頸僵硬、虛冷、頻尿、腹脹、手腳冰冷、經常疲倦、便秘、失眠、躁鬱等等。這讓我對氣功開始產生信心，也從此不再吃西藥和打針。不到一年，我的過敏症狀也沒有了！這個跟了大半輩子的問題，竟然因為練氣功而徹底消失，又讓我大吃一驚，對功法更有信心。然而，更意外的是，一年之後，我的青春痘消失得無影無蹤！氣功的效力，實在匪夷所思！

記得有一次，我練到皮膚長滿疹子，又痛又癢。我請教師父該怎麼辦？師父告訴我，「妳以前就是對人不痛不癢，所以現在要學習感同身受。」這句話有如當頭棒喝！原來我們練功，不僅身體要汰換，心境更要汰換！自己在個性上的缺失，透過練師父的功法，也能一點一滴的修正，實在是太難能可貴了！

幾年持續練功下來，我不但膚質改變，氣色更好，整個人的氣質也不同了。現在我終於知道「健康」的感覺是什麼。甚至，當身體有狀況，我也知道要怎麼鍛鍊就能把它練掉，這種可貴的「自癒」能力，用多少錢也換不到！感謝李鳳山師父用這麼平易近人的方式傳如此高明的法門，我們一定要學習師父的發心，一起來幫助更多人獲得身心的健康！

後記
練出人生的福氣

文／張麗雪

十六年前開始練功的時候，從未想過生命會有這麼大的轉變！

有一天，我突然發現很久沒有看醫生了，那份喜出望外，難以形容。畢竟從小到大常與醫藥為伍，習慣身體微恙的感受，沒想到這麼簡易的功法，竟可讓人長保健康，大家早一點鍛鍊不是更好？

於是，我慢慢深入梅門，看到師父的愛與和平宏願正一步一腳印地推展著；師父常說，「我只希望大家都健康！」這句話深深地打動了我，心中感到萬分慚愧，因為自己是受惠者，卻沒有貢獻。於是我認真思索人生的目標，當時對修行並無概念，只是覺得，如果沒有來練功，應該會花很多時間生病、看醫生，但練功讓我免除病與痛的恐懼，師父為了大家的福祉，一個人一直在做，自己不管能否幫上忙，多一個人總是一份力量。

就這樣，練功六年後，我全心投入梅門的公益志業。十年來，看到師父真的幫助許多人從無助走向自助，更加全面的服務社會，心中更是篤定。而當初反對的父母如今不但跟我一樣天天練功，身體更健康，也都抽空來當義工，母親還說，她多了好多的孩子！聽到這句話，心中無限感恩。感恩師父給我機會，不但讓我能照顧自己，也讓父母得到更多照顧，還能一起來照顧別人！希望全天下的人，都能及早鍛鍊，練出人生的福氣！

平凰家族真情迴響

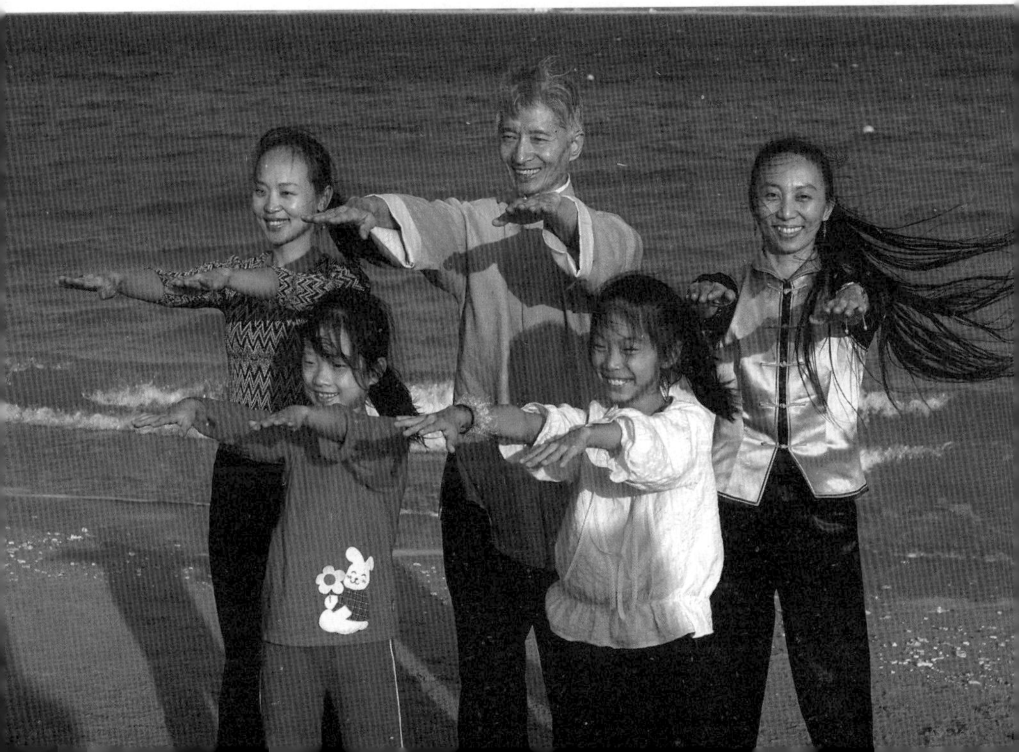

從事臨床護理工作近二十年餘，看盡無數生病痛苦者。沒想到九十三年，我自己罹患大腸癌第三期，頓時由照顧病人的角色，轉變為被照顧者，心中萬般無奈，深切體會到生病者的痛苦。隨即一連串住院、開刀、治療、切除腫瘤，進一步又接受化學治療。很幸運的，手術後十天，我即進入梅門開始練功，並且吃素。

平甩功讓我在一連串的化學治療過程中維持較好的氣血循環，減輕化療所帶來的不適及副作用。化療期間，我仍以素食為主，並沒有營養不良的現象，體重也逐漸回升。我更加緊練功，早、中、晚至少三十分鐘，外加靜坐讓自己心情平穩、放鬆。神奇的力量出現了！手術後我的身體恢復奇佳，氣色變得比以前好，精神體力也變好了，連醫生都說我恢復狀況不錯。學習功法不僅讓我逐漸遠離疾病，更讓我擁有了比以前更健康的身體。

未習功法前，冬天一到，氣血循環差，四肢冰冷，一到較高的山區就耳鳴不適，這些情況現在都一掃而空！所以我要繼續精進，甩出健康，甩出活力，更甩出信心！希望讓身體更健康，生命更有意義！由衷感謝！

——林女士．45歲．台中

早期因為胃癌開刀，所以腸胃功能不佳，時常脹氣，消化不良，鼻子過敏，再加上更年期自律神經失調，有失眠、眼澀、腰痠背痛、頭痛、頭暈、心悸、手腳冰冷等毛病。每天一早起床先吃西藥，飯後再吃中藥，成了名符其實的藥罐子，而且因為體力不佳，做事都力不從心。

剛開始練功似乎沒有明顯差別，後來我慢慢斷服西藥，再斷服中藥，身體不適的症狀開始好轉。有時身體不舒服，可以克服的，我就用練功來化解，復原的速度也比以前快。改成吃素以後，腸胃負擔比較輕，腹脹情形減少，睡眠跟體力都更好了。以前是忙著生病找醫生，現在是忙著練功找師兄姐。我深深感受到，沒有健康一切免談，自己的健康自己負責，自己的身體自己照顧！

——林女士．47歲．台北

我的直腸癌CEA數值原來有一千多，練平甩半年，最近複診已經降了一半，連醫生都覺得不可思議，自動提出把藥量減半。我現在終於不需要安眠藥也能睡覺了！真是感謝！

——郭女士．39歲．台南

我是攝護腺癌第三期才來練功的。每天早晚平甩三十分鐘，體重減輕八公斤，肚皮變得結實了。練功後不用午睡，精神也很好，晚上不用吃安眠藥也能入睡。糖尿病、高血壓的指數已經在標準值以內，恢復正常，不用再吃藥。身上原有的息肉已經萎縮。現在我比較不會緊張，心情比較開朗，每天都要練功，練了很舒服，而且精神更好。希望大家一定要來學，健康最重要！

——藍先生．59歲．台中

我之前因大腸潰瘍，接受切割手術。練功三個月後，身體健康就有長足的進步，脾氣也較溫順，心情比較開朗、樂觀。晚上不會再做惡夢了！練功真好！

——劉先生．76歲．高雄

我原來有水腫的問題，體重高達七十八公斤，甩手半年，居然甩掉十七公斤。之前身體好像背了兩個大水袋，現在水袋不見了，身體輕鬆舒服好多！李師父想辦學校的理念太好了，實在是大眾的福氣，我們應該一起來護持和護法！

——釋法師．37歲．台北

由於工作日夜輪班，我經常失眠、神經緊張。而且因為準備高考，無暇運動，所以肩頸痠痛不已。自從固定練平甩半小時之後，痠痛舒緩很多，也因放鬆，思緒平靜，而獲得充足休息，讀書可以專心。非常感謝一年來平甩功的幫助，使個人能順利熬過寒窗苦讀，通過高考，身體也比以前好，更因講求平心靜氣，對工作及人際關係皆有意想不到的改變。非常感激！

我婆婆的髖關節是人工製的，這些年來有老舊脱落的現象，以至於常常疼痛，到最後甚至無法走路。我自己練了平甩功覺得很好，就叫她練。婆婆甩三十分鐘，甩一個月後，疼痛已經消失，可以走路出門了！平甩真的很神奇！

——張先生．40歲．高雄

自小體弱多病，偏頭痛和胃病糾纏了我二十多年，經常半夜胃抽筋送急診，也因為工作壓力大而須靠藥物入眠，每天和時間賽跑，把快樂給遺忘了！但是，練功一個月以後，我就發現睡眠情況改善了，一躺下就能入睡，自此再也沒用過鎮定劑。

——劉女士．40歲．新竹

另外，十幾年的胃病也減輕了，原先不能吃的水果與食物，現在都可以放心地品嚐。同事都說我變得有笑容，我也感覺走路步伐輕盈許多。

練功兩年，除了身體健康許多，心理也成長許多。知道如何善待自己的身體，如何運用身體中神奇的能量來締造更完滿的生命品質。期待這麼好的功法能讓更多人受益！感謝師父！

——辛老師・45歲・台南

因為一場不知名的病，我差點變成植物人，也因此跑遍了各家門派。剛來梅門的時候，連走路都只能走小碎步，可是每天甩手甩兩個小時以後，我現在不但能大步邁進，而且內心充滿歡喜快樂，讓我重拾活力的人生！

自從我每天甩手一個小時後，睡眠品質好很多，腰也不常痛了，連頻尿也改善許多。練功前，我有恐病症，一直懷疑自己得了什麼怪病，可是現在不再疑神疑鬼，心情穩定許多。家人朋友都說我氣色變好，皮膚變好。而且想法改變後，生活品質連帶也變好。

——羅先生．63歲．台北

現在我已不再會把事情看得很糟，或怨天尤人，所以運氣自然也變好了！以前我覺得人生很黑暗，又常常生病，一直擔心自己能否好好的活下去，練功後身體變好、一切都變好了！希望自己的轉變能影響身邊的人，讓大家一起來練功！

——張女士．30歲．台北

我每天早晚都甩手，本來身體有高血壓、心臟肥大、膽固醇過高的問題，常覺得胸悶、呼吸困難。練功三個月就改善很多，比以前呼吸順暢，而且步行穩健快捷，精神煥發，更加進取樂觀！平甩功真是好！

——劉女士．72歲．高雄

我在二十幾年前得了鼻竇腫瘤，曾開過四次刀、做過九十七次放射性治療，所以身體免疫力變得很差，也欠缺體力。因為長期壓力大，驚恐不安，導致後來得了精神失調症，常感心悸、害怕、憂鬱等，需服用藥物控制。練功之後，自然而然改成素食，漸漸能以豁達、和平共存的心境，改變對病痛的看法。自從我的體力、抵抗力改善很多之後，臉部也開始紅潤了。我的人生有了新的目標和希望，盼能再接再厲，堅持下去！

——王女士．55歲．台北

九十二年底，我的過敏症狀忽然變得非常嚴重，造成生活及工作的困擾，雖然找過中醫，很聽話的早晚煎藥、喝藥，但是斷不了根。後來參加梅門公益普傳課程，接觸到平甩功，為了練平甩功，我把每天早上的游泳停了，拿來練平甩。經過一個半月後，過敏的現象立刻減緩，而且心裡變得比較平衡，較少罵三字經了。現在，每天平甩讓我身心逐漸平衡，我已嚐到甜頭。練完後身心舒暢，這種感覺已經成為我不斷練下去的動力！

——李先生．41歲．台北

我有胸悶問題十年多了，常覺得很累，頭腦無法集中。練功後呼吸順暢許多，身體不像以前那麼重，精神也容易集中，看人看事都比以前清楚多了。希望全世界的人都能好好的跟師父練平甩功。

——陳先生・26歲・台北

練功真好！以前因為有甲狀腺問題，脾氣暴躁，皮膚粗糙，經期不順，夜尿，晚上睡不著，心情悲觀，有憂鬱傾向。但是現在，朋友都說我氣色很好，人變漂亮了，身材也不再臃腫，半年內瘦了六、七公斤，而且睡眠品質變好，脾氣變得較溫和，運氣比較順，人際關係也改善許多。

——許女士・51歲・台北

因為先生把心臟病、高血壓練好了，小孩鼻竇炎也練好了，所以我才來梅門練功。練功以後，我每天甩手半小時，甩了兩個多月，肩膀疼痛就不見了，睡眠也比較好。同事都說我變得不計較，比較好相處。上司也很肯定我，人緣越來越好，業績也越來越好。

我自己的感覺是，精神體力比以前好，氣色比較好，比以前開朗、愛笑，做事情更細心，而且樂於幫助別人。

以前太瘦，吃很多都不會胖，現在增加了三、四公斤，外型看來舒服多了。更重要的是，以前常跟先生吵架，現在凡事可以溝通，小孩也較好教。凡事想得開之後，什麼都越來越好。希望有家庭的要全家來練，練到幸福、福氣都會來！

——黃女士．40歲．台北

我每天早晚都練功，本來胸部有三顆較大的纖維囊腫，經過一年半的追蹤，現在囊腫已經沒有了。以前臉色不好，有所謂的蝴蝶斑，但是現在改善很多，認識我的人都能立刻感受到。感謝李師父傳給我們這麼好的功法！

——陳女士．51歲．台北

練功前，我只靠每週六打高爾夫球及週日登山來運動，身心尚可；但不免偶有情緒、習氣不盡理想之憾。練功兩個月後，身心逐漸舒暢，飲食習慣自然改變為素食，幾乎滴酒不沾，不再參加沒必要或無意義的應酬聚會，而且睡眠甜熟，生活品質比以前好太多了。

現在生活與做事比以前更積極進取，情緒的控制協調得宜，同事都說我變得溫和，不酷不嚴。現在的我，精神奮發，尤其脾氣改變最大，少怒、不生氣，待人接物彬彬有禮，因而家庭、事業均順遂如意。進入梅門之後，我們全家大小身心愉快，常以練功互動、分享、鼓勵，心中常感歡樂！

——蔡先生．56歲．台北

過去我是個容易生悶氣的人，情緒不穩定，悲觀，身體的問題層出不窮，虛弱、體力差、失眠、胸痛胸悶、腸胃不好、肩腰背經常痠痛。自從我每天平甩至少四十分鐘以後，身體的毛病就逐漸消失了。睡眠變得深沉，全身輕鬆，體力變好，心情穩定，很少再產生負面情緒，喜悅、感恩之情常在心中，凡事比較能放下。

身體改善後，我不但可以做更多事，天天喜悅，連生活品質也大大的改善了。能進梅門真是個好機緣，我堅信自己能持續的練下去，因為這是我的福氣，在此衷心感謝！

——林女士．50歲．台北

練功之後，我的鼻子過敏現象已經不需再看醫生，體重也略減數公斤，身體變得輕盈、健康。朋友都說我的臉色會發亮，想法會轉彎，看起來像很有錢；因為我把日子過得很悠閒。練功是莫大的福氣，如果可以的話，我希望能提早十年來練功！

——陳女士．台北

我是個家庭主婦，經常腰痠背痛，有頭暈、胃痛、貧血的現象。練功兩個月以後，我一吃肉就拉肚子，所以慢慢的改成吃素。練功又吃素以後，我的心比較靜得下來。現在我變瘦了、氣色也變好，看起來比較健康，而且練完功後，心情變得很好，每天都神采奕奕。平甩真的是很簡單、又很有效的有氧運動！

——陳女士．30歲．台北

我原本有心悸、呼吸急促、手腳冰冷的問題，脾氣激動、易怒。練功後，這些問題都減緩了，心靈變得安寧，脾氣也變得溫和，跟家人和員工的相處，現在比較會用心地聆聽，學習忍讓及反省，這真是無價！脾氣變好，人緣自然好，運氣跟著也好起來。希望大家可以給自己一次改變的機會，來練功吧！

——劉女士．40歲．台北

以前我就知道自己的脾氣急，所以精神緊繃，夜晚常常失眠，躺在床上一、兩個小時都睡不著，精神都快瘋掉了。而且由於坐姿不良，患有嚴重駝背。練功後，身心漸漸學會放鬆，失眠問題就消失了。光是這一點，就很值得！而且駝背的問題也慢慢地改善了。

以前的我，跟木頭一樣，很不愛理人，別人也不會想來靠近我，但是現在我的脾氣不但變好，待人接物都比較和緩，也比較會跟別人互動了。放鬆身心真的很重要，大家一定要來梅門學！

——蔡先生．35歲．台北

我來練功，連家人陪著我一起練都有所改變。我先生原來很容易流汗，衣服常有酸臭味，但現在味道就沒那麼難聞了；而大兒子原來很不受教，稍不順意就流露暴戾之氣，現在則面目可親多了。

小兒子也變得比較有慧根，在家及學校的表現開竅很多。祝福大家都能從平甩中得到更多的收穫！

——曹女士．台北

I'm beginning my 100 days routine. I do believe the Pingshuai is already benefiting me. I wish to personally thank you and your instructors for making this information available to us here in America.

（我已經開始鍛鍊百日功了。我真的相信平甩已經開始帶給我好處了。誠摯感謝各位把平甩功帶來美國。）

——伯恩女士（Ms. Burns）．美國紐約

I have been doing the exercise everyday, and I feel very g◯◯d and strong after the exercise of swinging my arms……The United States needs the discipline that your master teaches.

（我每天都練平甩，每次練完都感覺很棒、很強壯！美國這裡需要李師父來教大家鍛鍊。）

——邱寧克先生（Mr. Chernink）．美國洛杉磯

Pingshuai is very g◯◯d and easy that people can learn in 30 minutes…….It may be popular as yoga one day in the US.

（平甩功非常棒而且容易學習，一般人三十分鐘就可以學會。將來有一天也許它會像瑜珈一樣在美國大受歡迎。）

——林先生（Mr. Lin）．美國紐約

我本來有便秘的老毛病，已經幾十年了，住在台灣的兒媳婦知道平甩對身體好，去年回馬來西亞過年，就教我平甩。我每天天沒亮就起來甩三十分鐘，練了大約三、四個月，便秘就改善許多。我很高興，一直到現在還是每天甩手，覺得精神越來越好！

——吳女士・62歲，馬來西亞檳城

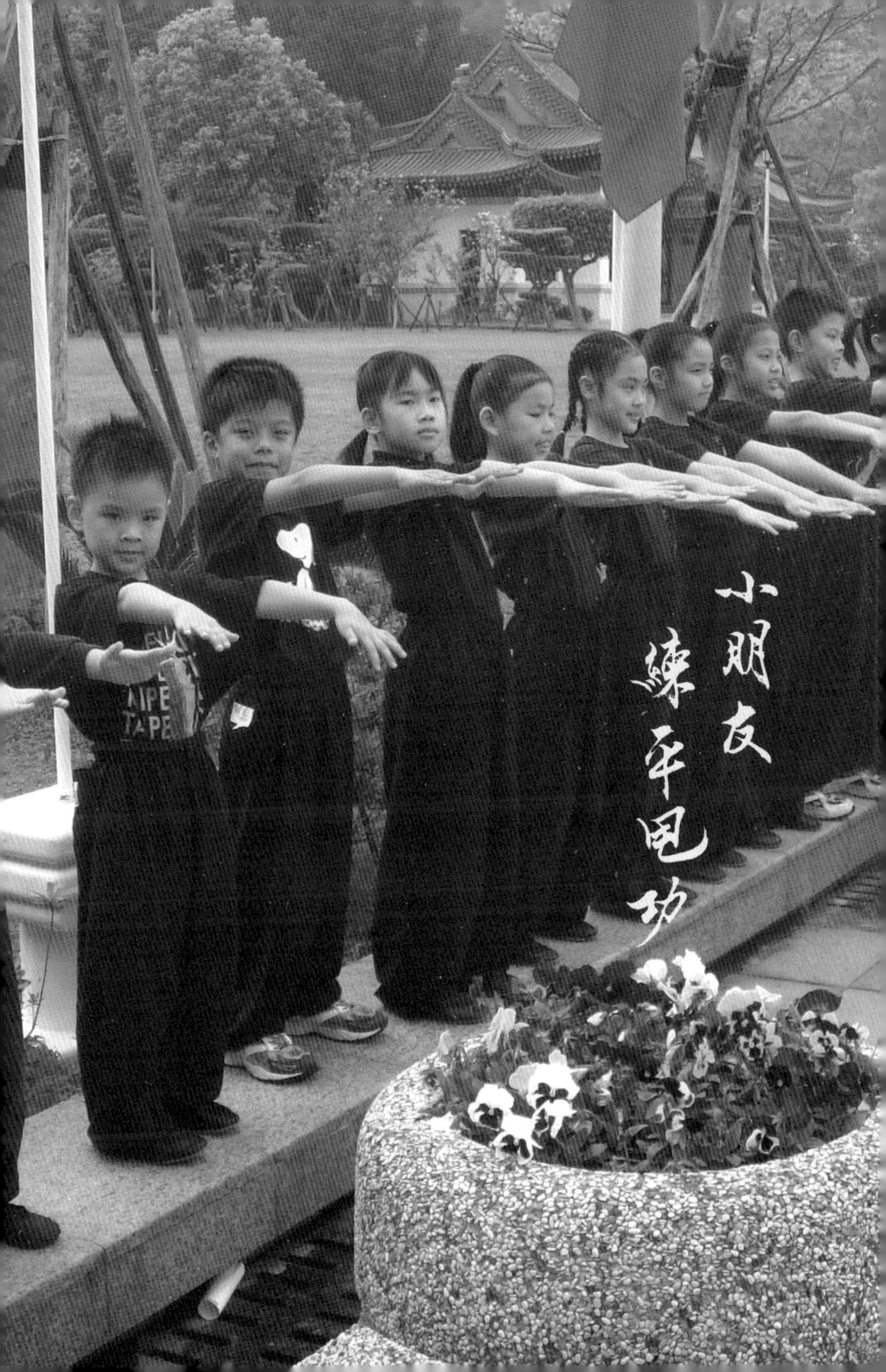
小朋友
練平甩功

我每天甩手十分鐘，已經甩十三個月了。我覺得現在比較不會吵架，上學時交到更多朋友。而且，生氣時可以練氣功，生病時也可以。

——陳小朋友．10歲．高雄

我的眼睛不好，以前一個月要跑三、四次台北榮總醫院，而且要吃九顆藥。現在每天平甩，改善很多，藥量很少，眼睛已經正常，感冒時不必去看醫生了！以前動不動就生氣、打架，現在脾氣變好了，也比較勇敢。

——張小朋友．7歲．高雄

以前一天至少肚子痛三次，看醫生都沒用，練功以後很少肚子痛。以前眼睛會癢，醫生説有過敏體質，很難睡覺；練功以後很好睡，眼睛過敏也好很多，而且現在跑步已經不是最後一名了！

——陳小朋友．12歲．高雄

練功前我有鼻子過敏和疝氣，開過一次刀，練了一年多，身體變健康了，不會過敏，也學到許多道理，考試都考第一、二名，鋼琴比賽得到第五名，跑步也是全班最快的。

——鄭小朋友．11歲．高雄

練平甩對身體有很大的幫助，我練了一年，幾乎沒生病。

——許小朋友．中壢

我每天練平甩三十分鐘，以前身體過敏，每天早上都會流鼻水，現在不會了，比較有精神。家人都說我脾氣比較好，比較沉得住氣。練功真的很好！

——金小朋友．15歲．高雄

我的作文被扣分，老師說為什麼我沒有標點符號，我跟老師說，因為我練氣以後，氣變得很長，可以一口氣寫到底！老師就笑了！

——廖小朋友．8歲．台中

自從我開始練功後，體力和精神都變好。以前我跑不到二百公尺，但是現在跑四百公尺不但沒有很累，還是班上第三名。我相信只要把練功的時間加長，一定可以把身體練得更好！

每次練完功我都會有一種身心舒暢的感覺。去年以前我食量大，一直吃吃吃，沒幾天就五十公斤，自從練了平甩，體重竟然變成四十公斤，好神奇啊！

——李小朋友．中壢

——康小朋友．中壢

以前我很會跟弟弟吵架，現在我對他生氣的時候，就和他一起平甩，然後看他很可愛，就不吵架了。

——陳小朋友．7歲．台北

我以前健保卡都快要用到Z卡，自從練平甩功以後，每天早上都覺得好舒服，也變得更開朗和勇敢，把我的壞毛病都改掉了！

——涂小朋友．10歲．台北

練功至今，我除了看牙醫檢查牙齒外，沒有看過醫生。我本來很不愛吃東西，現在食量也變正常了，而且很少肚子痛。

——許小朋友．8歲．台北

以前動不動就生病，還經常跌倒，現在已經有改善，也不會對人亂發脾氣了。

——林小朋友．7歲．台北

我有皮膚病，整個身體都會脫皮，而且好癢。同學都說我很髒，不敢靠近我，我心裡很難過，媽媽也一直流眼淚。我跟媽媽說我會好好練功，我每天一直甩、一直甩，現在我的臉和身體已經好了，只有手和腳還有一點點。我好喜歡師父和老師，一直在幫助我，我會乖乖聽話，好好練功。

——張小朋友．6歲．台北

我天生過敏，只要一打噴嚏就不可收拾。現在比較不會生病了，人際關係變好，朋友越來越多了。

——林小朋友．11歲．台北

我弟弟有過敏性支氣管炎，以前他不肯練功，我就告訴他師父說的話，「不提昇，就墜落！」結果很有用。到現在，他每天放學回來會乖乖練三十分鐘平甩，也沒有再生病了。

——梁小朋友．9歲．台北

李鳳山師父簡介

打造現代烏托邦的生命實踐家

「無論我到哪兒，都能使人日子過得更好、更舒泰、更自在，我也就更加的穩妥。為全世界的快樂，我只做該做的。」

——李鳳山師父

李鳳山師父，家中世代修道習武，成長時期憑著一股行俠仗義的傻勁，頗多機緣巧遇，先後得到修道隱士、武學奇人傾囊相授。父親格言：「現在這個時代，要做勇士，不要做烈士。」

一九八七年，李師父參與國科會「生物能場」實驗，將氣功提升至科學領域，獲得突破性成果，證實了中國源遠流傳的修行法門，確實對人類身心靈帶來極大的開發潛力。一九八九年成立「梅門一氣流行養生學會」，讓學習者有良好的共修環境，也在師父感召之下，紛紛加入義工行列，不談利益，只談公益，一起為人類的幸福而努力，並幫助了許多罹患重症或宿疾的人，因鍛鍊獲得重生。

二〇〇三年，世界瘟疫ＳＡＲＳ席捲全台，李師父發願與病毒賽跑，帶義工四處行腳，教大家練「平甩功」，讓人人有一套自我鍛鍊的法則，進而己立立人，一起幫助更多人。「平甩公益」從大城走向小鄉，從台灣走向全球，為全世界的和平與穩定，永不止息地努力……。

李師父說：「我們所做的一切，都是為了傳播愛，因為愛而讓人有上進之樂。」

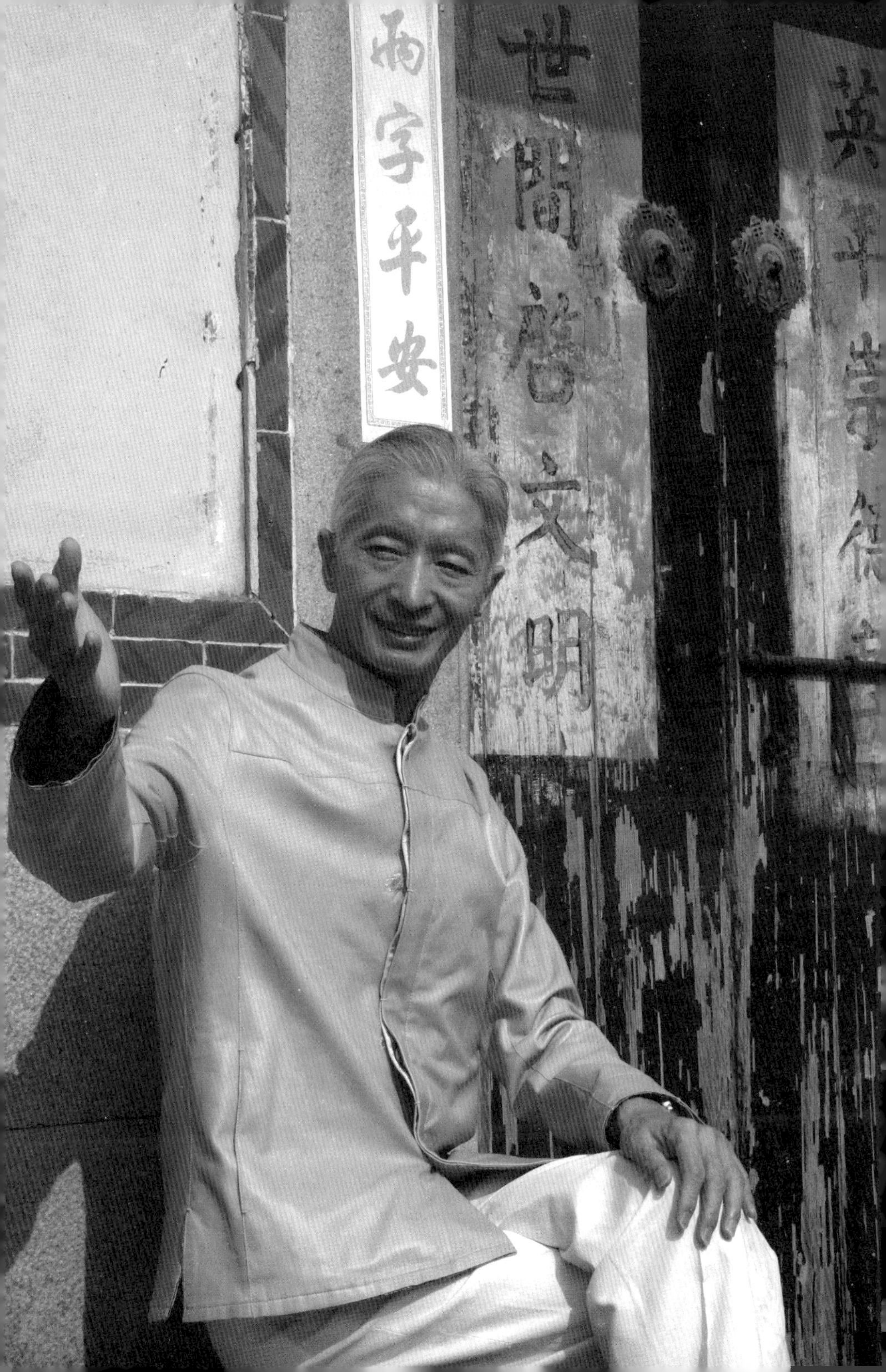
兩字平安
世間啓文明

各界肯定

◎一九八七年，「國科會」氣功研究顧問

◎一九八九年，「梅門一氣流行」創辦人

◎二〇〇〇年，年榮獲「全球中華文化藝術薪傳獎」

◎二〇〇三年，SARS席捲全台，率領義工行腳，推動全民健康練平甩，穩定社會人心。

◎二〇〇四年，榮獲「世界武術名人堂」，獲頒「先鋒傳奇獎」，為首位獲此殊榮之華人。

◎二〇〇五年，榮獲「中華民國社會教育推展有功人員獎」。

◎二〇〇六年，「日本東京大學醫學研究所」腦波實驗顧問。

◎二〇一〇年，於「國際諮商治療醫學年會」發表平甩功科學實驗，獲頒「傑出服務成就獎」及「身心靈健康整合獎」。

◎二〇一二年，受邀參加「祕魯國際藝術節」，三天內登上媒體五十餘回，成功推動國民外交。

◎二〇一二年，獲頒行政院體委會「體育推手獎特別獎」

◎二〇一二年「梅門德藝天地」榮獲行政院文化部「台灣文創精品獎」服務大獎。

◎二〇一〇年～二〇一三年及二〇一三～二〇一六年「梅門德藝天地」連續榮獲經濟部頒發「創意生活產業優質企業」。

◎二〇一二年～二〇一四年「梅門食踐堂」連續榮獲經濟部評選「台灣優質餐廳」暨「台灣美食認證標章」。

◎二〇一三年，帶領梅門弟子受邀參加北美洲規模最大的「國際中國武術錦標賽」，榮獲十面金牌、五面銀牌及十面銅牌，以及青少年男、女總錦標，為國爭光。

◎二〇一五年，榮獲美國國會頒發「促進世人健康卓越成就獎」。

李鳳山師父著作

❖《李鳳山養生之道》/商周出版，二〇〇一

❖《李鳳山上班族養生之道》/商周出版，二〇〇二

❖《平甩的奇蹟》多國語言(中英日西韓德法)/梅門一氣流行出版，二〇〇三陸續出版

❖《口傳心授平甩功》（教學音碟）/梅門一氣流行出版，二〇〇三

❖《李鳳山平甩功》/商周出版，二〇〇五

❖《李鳳山師父品樂集：情》/（音樂光碟）/梅門一氣流行出版，二〇〇五

❖《李鳳山師父平甩的震撼》/商周出版，二〇〇七

❖《精～白蛇傳奇》影音書/梅門一氣流行出版，二〇〇七

❖《取經～西遊歷險記》影音書/梅門一氣流行出版，二〇〇八

❖《一氣流行筆記書》/梅門一氣流行出版，二〇一〇

❖《李鳳山師父品樂集：俠》（音樂光碟）/梅門一氣流行出版，二〇一一

❖《李鳳山師父自馭之道》/商周出版，二〇一二

❖《李鳳山師父飪養之道》/商周出版，二〇一二

❖《平甩靜坐導引》（教學音碟）（中、英雙語）/梅門一氣流行出版，二〇一二

❖《李鳳山師父平甩濟世教學DVD》（中、英、日、西、粵五國語言）/梅門德藝文創出版，二〇一三

❖《Qi~The Key to A Whole New Life》/梅門德藝文創出版，二〇一四

城邦讀書花園http://www.cite.com.tw/

PChome網購：http://www.pcstore.com.tw/meimen/

欲知更多養生資訊，請至梅門官網www.meimen.org

梅門一氣流行

「梅門一氣流行」是創辦人李鳳山師父益助全人類的修養志業。秉尊「崇德、廣業、安居、樂玩」，倡導「練功、吃素、發大願」，以古今智慧融合的養生觀念，積極發展於生活各個層面，幫助大眾身、心、靈全面調理，體悟修行，豐富生命。

李師父說：「上天會為一個好人而延長地球生命，一個好的團體，力量就更大了！」這就是「梅門」的聚合：這個團隊秉持「公」（天下為公）、「義」（忠肝義膽）的精神，建立和平基地，立足方圓，胸懷大千，廣傳濟世救人的平甩功，年年將養生健康、文化演藝帶到世界各國，真誠落實個人小同，凝聚世界大同。

梅門一氣流行
地址：台北市中正區信義路二段一八九號（捷運東門站7號出口)
電話：（02）2321-6677

梅門官網www.meimen.org.tw

臉書FB--梅門meimen

梅門部落格--看見梅門 看見健康、幸福

讀者服務信箱：friends@meimen.org

梅門公眾號

平甩救世團

每日健康一甩，每月幸福100

有道是「眾人平甩，集氣斷疾」！當愈多人齊為凝聚善與愛的讓平甩功改變您的生命，帶給所愛的每個人！

希望大家「每日健康一甩」的同時，響應「每月幸福一百」的活動，每月愛心捐款100元贊助平甩公益普傳活動，一起加入「平甩救世團」！

《平甩救世團捐款專戶》

戶名：社團法人中華民國梅門一氣流行養生學會
郵政劃撥帳號：19728050
銀行匯款：第一銀行（007）光復分行
帳號：153-10-050857

梅門各地道場

國別	城市／館別	地址
中華民國	台北總館 (梅門德藝天地)	台北市中正區信義路二段一八九號（捷運東門站7號出口)(02)2321-6677
	台北敦南館	台北市敦化南路一段261號B2（近仁愛圓環）(02)2700-5008
	台北防空洞	台北市延平南路87號B1(近中山堂 合作金庫樓下)(02)2389-7788
	梅門六調通修生館	台北市林森北路107巷69號
	淡水修生館 梅門快穩準	新北市淡水區新市二路3段與崁頂路交叉口 (02)2620-3999
	三重修生館 梅門順轉合	新北市三重區中正南路248號B1
	梅門創藝島藝術工坊	聯絡人：賴秉銳0952-373-238
	宜蘭	宜蘭縣羅東鎮中正路130號2樓（羅東鎮農會中正辦事處樓上）(03)956-1760
	基隆	基隆市延平街7號(智仁里活動中心三樓) (02)2321-6677
	桃園	桃園市大連二街10號 (02)2321-6677
	中壢	中壢市永樂路42號 (03)426-3474
	新竹修生館	新竹市東光路192號B1（山燕科技大樓） (03)574-5874
	大義山莊	新竹縣北埔鄉大林村二寮八鄰14號 (03)580-3663
	台中	台中市中美街365號 (04)2310-3188
	台南	台南市西門路二段351號8樓(民族路口，凱基銀行樓上) (06)228-2275
	高雄	高雄市九如二路255號10樓 (07)313-5995
大陸	香港	嘉德麗幼稚園北角校區(香港北角英皇道310號，雲華大廈1樓) 香港網站http://www.meimen.org/organizition/branches-hongkong/
美國		英文網站http://www.mymeimen.org/
加拿大		

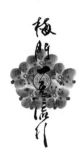

李鳳山師父 素養餐廳

【梅門食踐堂 Meimen SJT】
台北市信義區松仁路28號B2(寶麗廣場精品百貨樓下)
(02) 8729-2734
午餐到晚餐：11:00 22:00 (除夕公休)

【梅門防空洞 Meimen Garden】
台北市延平南路87號B1（中山堂對面合作金庫樓下）
(02) 2389-7788
午餐到晚餐：11:00 22:00，週五通宵 隔天6:00 （週一公休）
官網：www.garden.meimen.org

【梅門甩茶滷 Meimen Station】
台北市和平東路一段125之6號(台師大正對面)
(02) 2321-9979
早餐：6:00～9:00(周二～周五)
午餐到晚餐：11:30～21:00 (週一公休)

【梅門飲居 Meimen Tea House】
台北市麗水街38號
(02) 2321-6677
12:00～23:00 (週一公休)

【梅門新竹/台中修生館 Meimen Restaurant】
新竹市東光路192號B1 (03) 574-5874
台中市西區中美街365號 (04) 2310-3188
午/晚餐：11:30～14:00/17:30～20:00 (週日、一公休)

【梅門快穩準】
新北市淡水區新市二路三段與嵌頂二路交叉口(射箭場內)
(02)2620-3999

【梅門大義山莊】
新竹縣北埔鄉大林村二寮八鄰14號
(03)580-3663

■ 官網網址：www.meimen.org

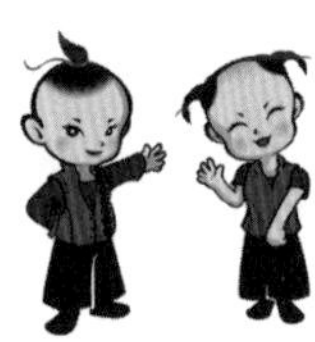

國家圖書館出版品預行編目資料

李鳳山平甩功(暢銷改版):甩出健康，甩出幸福／李鳳山著.—二版.—台北市：商周出版：家庭傳媒城邦分公司發行，2013〔民102〕

面；　公分--（李鳳山作品集;3）

ISBN 978-986-124-413-1

1. 氣功 2. 健康法

411.12

李鳳山作品集 03

李鳳山　平甩功（暢銷改版）：甩出健康・甩出幸福

作　　者／李鳳山
出版企畫／梅門德藝文創股份有限公司
責任編輯／黃靖卉
協力編輯／張麗雪、麥嫣寶

版　　權／吳亭儀、江欣瑜
行銷業務／周佑潔、林詩富、賴玉嵐
總 編 輯／黃靖卉
總 經 理／彭之琬
事業群總經理／黃淑貞
發 行 人／何飛鵬
法律顧問／元禾法律事務所 王子文律師
出　　版／商周出版
台北市南港區昆陽街16號4樓
電話：(02) 25007008　傳真：(02)25007579
E-mail：bwp.service@cite.com.tw
Blog：http://bwp25007008.pixnet.net/blog
發　　行／英屬蓋曼群島商家庭傳媒股份有限公司 城邦分公司
台北市南港區昆陽街16號8樓
書虫客服服務專線：02-25007718；25007719
服務時間：週一至週五上午09:30-12:00；下午13:30-17:00
24小時傳真專線：02-25001990；25001991
劃撥帳號：19863813；戶名：書虫股份有限公司
讀者服務信箱：service@readingclub.com.tw
城邦讀書花園：www.cite.com.tw
香港發行所／城邦（香港）出版集團有限公司
香港九龍土瓜灣土瓜灣道86號順聯工業大廈6樓A室；E-mail：hkcite@biznetvigator.com
電話：(852) 25086231　傳真：(852) 25789337
馬新發行所／城邦（馬新）出版集團 Cite (M) Sdn. Bhd.
41, Jalan Radin Anum, Bandar Baru Sri Petaling, 57000 Kuala Lumpur, Malaysia.
Tel: (603) 90563833　Fax: (603) 90576622　Email: services@cite.my

排　　版／極翔企業有限公司
印　　刷／韋懋實業有限公司
經 銷 商／聯合發行股份有限公司　電話:(02)2917-8022　傳真（02）2911-0053
地址:新北市231新店區寶橋路235巷6弄6號2樓

■2013年7月4日初版
■2021年3月25日三版一刷
■2024年5月9日三版3刷
定價300元

Printed in Taiwan

城邦讀書花園
www.cite.com.tw

 ISBN 978-986-124-431-1　EAN 4717702112820

商周出版

廣	告	回	函
北區郵政管理登記證			
北臺字第000791號			
郵資已付，免貼郵票			

115　台北市南港區昆陽街16號8樓

英屬蓋曼群島商家庭傳媒股份有限公司城邦分公司　收

請沿虛線對摺，謝謝！

商周出版

書號：BK2003Y	書名：李鳳山平甩功（暢銷改版）	編碼：

請於此處用膠水黏貼

商周出版

讀者回函卡

感謝您購買我們出版的書籍！請費心填寫此回函卡，我們將不定期寄上城邦集團最新的出版訊息。

線上版讀者回函卡

姓名：＿＿＿＿＿＿＿＿＿＿＿＿＿＿＿＿ 性別：□男 □女

生日：西元＿＿＿＿＿年＿＿＿＿＿月＿＿＿＿＿日

地址：＿＿＿＿＿＿＿＿＿＿＿＿＿＿＿＿＿＿＿＿

聯絡電話：＿＿＿＿＿＿＿＿＿＿ 傳真：＿＿＿＿＿＿＿＿＿＿

E-mail ：

學歷：□ 1. 小學 □ 2. 國中 □ 3. 高中 □ 4. 大學 □ 5. 研究所以上

職業：□ 1. 學生 □ 2. 軍公教 □ 3. 服務 □ 4. 金融 □ 5. 製造 □ 6. 資訊

□ 7. 傳播 □ 8. 自由業 □ 9. 農漁牧 □ 10. 家管 □ 11. 退休

□ 12. 其他＿＿＿＿＿＿＿＿＿＿＿＿＿＿＿＿

您從何種方式得知本書消息？

□ 1. 書店 □ 2. 網路 □ 3. 報紙 □ 4. 雜誌 □ 5. 廣播 □ 6. 電視

□ 7. 親友推薦 □ 8. 其他＿＿＿＿＿＿＿＿＿＿＿＿

您通常以何種方式購書？

□ 1. 書店 □ 2. 網路 □ 3. 傳真訂購 □ 4. 郵局劃撥 □ 5. 其他＿＿＿＿

您喜歡閱讀那些類別的書籍？

□ 1. 財經商業 □ 2. 自然科學 □ 3. 歷史 □ 4. 法律 □ 5. 文學

□ 6. 休閒旅遊 □ 7. 小說 □ 8. 人物傳記 □ 9. 生活、勵志 □ 10. 其他

對我們的建議：＿＿＿＿＿＿＿＿＿＿＿＿＿＿＿＿＿＿＿＿

＿＿＿＿＿＿＿＿＿＿＿＿＿＿＿＿＿＿＿＿

＿＿＿＿＿＿＿＿＿＿＿＿＿＿＿＿＿＿＿＿

【為提供訂購、行銷、客戶管理或其他合於營業登記項目或章程所定業務之目的，城邦出版人集團（即英屬蓋曼群島商家庭傳媒（股）公司城邦分公司、城邦文化事業（股）公司），於本集團之營運期間及地區內，將以電郵、傳真、電話、簡訊、郵寄或其他公告方式利用您提供之資料（資料類別：C001、C002、C003、C011 等）。利用對象除本集團外，亦可能包括相關服務的協力機構。如您有依個資法第三條或其他需服務之處，得致電本公司客服中心電話 02-25007718 請求協助。相關資料如為非必要項目，不提供亦不影響您的權益。】

1.C001 辨識個人者：如消費者之姓名、地址、電話、電子郵件等資訊。
2.C002 辨識財務者：如信用卡或轉帳帳戶資訊。
3.C003 政府資料中之辨識者：如身分證字號或護照號碼（外國人）。
4.C011 個人描述：如性別、國籍、出生年月日。

請於此處用膠水黏貼